快读
慢活

陪伴女性终身成长

儿童拉伸

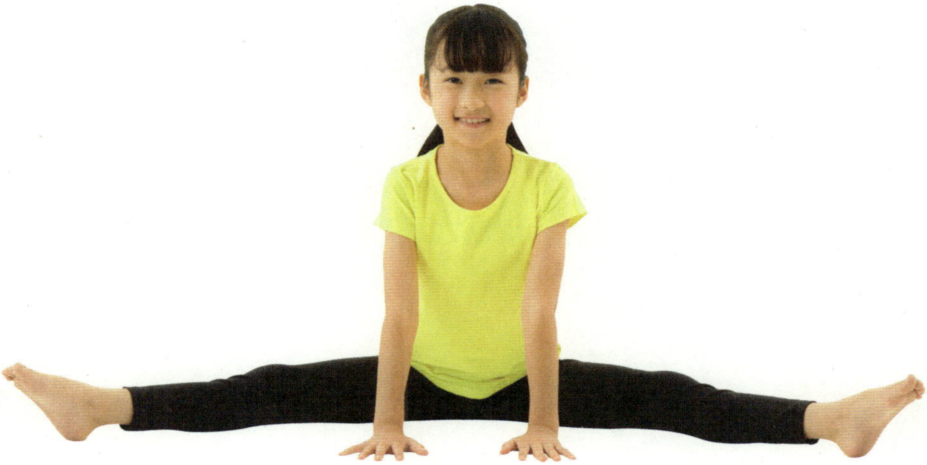

[日] 村山巧 著
吴梦迪 译

江西科学技术出版社

前言

大家好，非常感谢大家购买本书。

我是柔软美伸展运动教练村山巧，主要从事拉伸方面的训练指导。在我的指导下，至今超过2万人身体的柔韧性都得到了提高。其中，也不乏从事啦啦操、艺术体操、芭蕾、独轮车、花样滑冰等对柔韧度要求比较高的专业运动员。

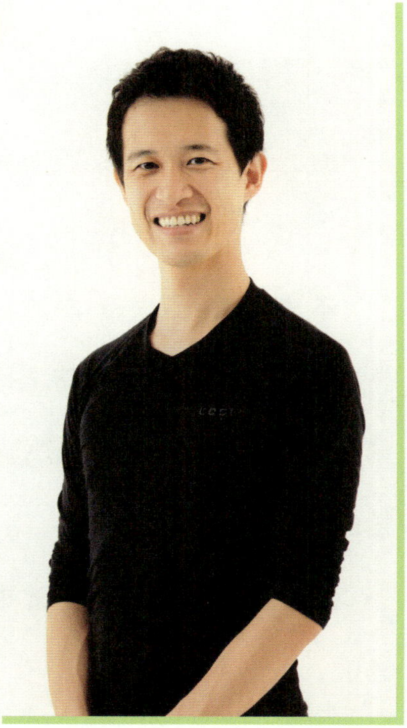

在课堂上，有人会问我“劈叉时想让双腿分得更开，应该如何拉伸”“哪些拉伸可以让搬旁腿做得更加优美”等问题。

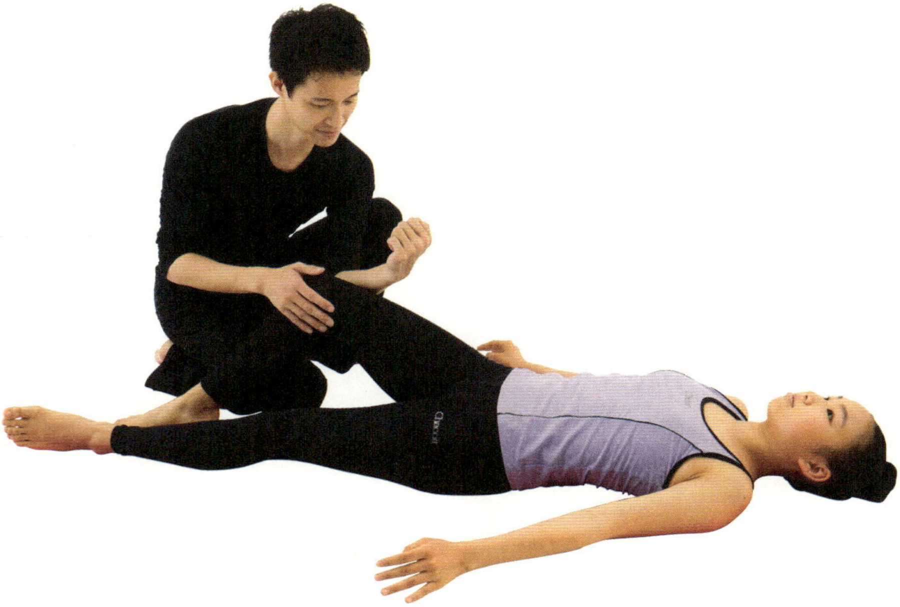

为了让众多想要变得更加柔软、更加优美的人了解并进行正确的拉伸，我写下了这本书。

本书介绍了最基本的前屈式、轮式，以及难度相对较高的搬旁腿、贝尔曼等各种体式。我会按照不同的体式，具体介绍对应的拉伸方法。无论是否擅长运动的孩子都可以尝试。

另外，除了孩子之外，本书介绍的提高柔韧性的方法大人也可以尝试。

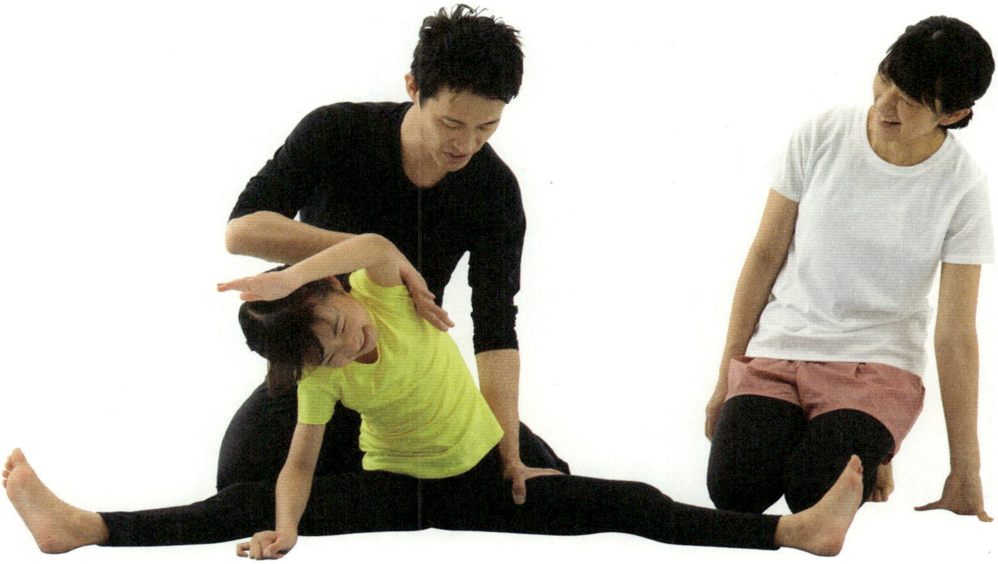

书中还介绍了亲子组队拉伸的练习方法，全家人不妨一起尝试这些方法。

为了方便读者更有效地进行拉伸，本书还附赠了拉伸视频，在做相应的体式练习时，大家可以扫描二维码来观看。

我在书中介绍的拉伸叫做“极速拉伸”，是一种将脑科学与筋膜放松结合在一起的全新拉伸法，它的最大优点就是能够以最快的速度提高身体的柔韧性。

第一次尝试极速拉伸的人能感觉到身体的明显变化，一定会惊讶地发现身体比平时伸展得更开。从事艺术体操等运动项目的专业人士也会立马感受到柔韧性得到了飞速提升。

话不多说，让我们先做好极速拉伸前的准备，愉快地开始拉伸吧。

极速拉伸前的准备与注意事项

- 开始拉伸前要先热身，拉伸时全身放松，注意不要屏住呼吸。
- 拉伸时要让身体一直处于“又痛又舒服”的状态，既没有强烈的痛感，又有恰到好处的拉伸感。
- 保持积极的心态，感受身体的变化，不要和周围的人攀比。
- 量力而行，相信自己的身体可以变得柔软。
- 拉伸时要全身心投入，将拉伸变为一种日常习惯。
- 本书第二部分介绍了常见体式及柔韧性训练步骤，请先按照第三部分介绍的具体拉伸方法进行逐一拉伸、充分热身后再尝试。

● 无论你是初学者，还是有运动经验的人，一定要注意在练习时保护好自己，不要操之过急、避免受伤。如有必要，可寻求线下专业老师进行指导。

最后，拉伸时要勇于尝试并鼓励自己。新的突破与能力的提升离不开日积月累的练习。每当大家掌握了新的体式，或者稍微感觉到一点进步，不妨多鼓励自己。

那么，赶紧开始拉伸吧！

村山巧

极速拉伸 BEFORE & AFTER

我挑选了8个正在练习极速拉伸的孩子，并向家长们询问了孩子平时练习拉伸的效果。请对照下图，注意进行拉伸后做各个体式的前后对比。

BEFORE

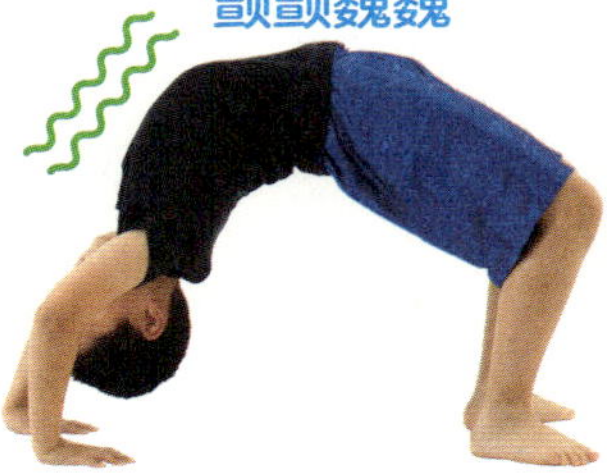

练习的体式

• 轮式 ▶第 30 页

AFTER

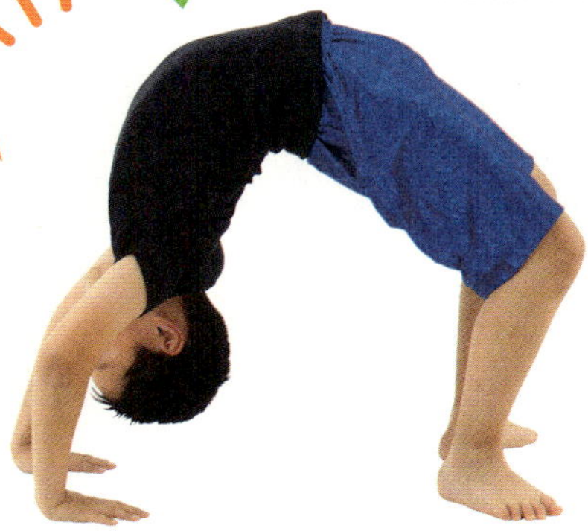

久光佑志人（9岁）

运动经验 几乎无

拉伸后，做轮式弓得更高了！

我是佑志人的妈妈，是一名瑜伽健身教练兼舞蹈技术指导，同时也是艺术体操教练。随着年龄的增长，我感觉自己的大腿前侧以及肩膀的柔韧性一年不如一年，给学员进行技术指导时，甚至开始担心自己的动作做不到位。于是我报名参加了村山巧老师的课程，学习准确的局部拉伸法。在村山老师的指导下，我实现了多年以来的夙愿——做贝尔曼（立位）的时候，成功将腿提了起来。

于是，我让儿子也学习这种拉伸方法。儿子没有练习过其他体育项目，但拉伸完后再做轮式，弓得比之前更高了，真是太不可思议了。我切身感受到这种拉伸方法对改善没有运动基础的孩子的柔韧性也十分有效。

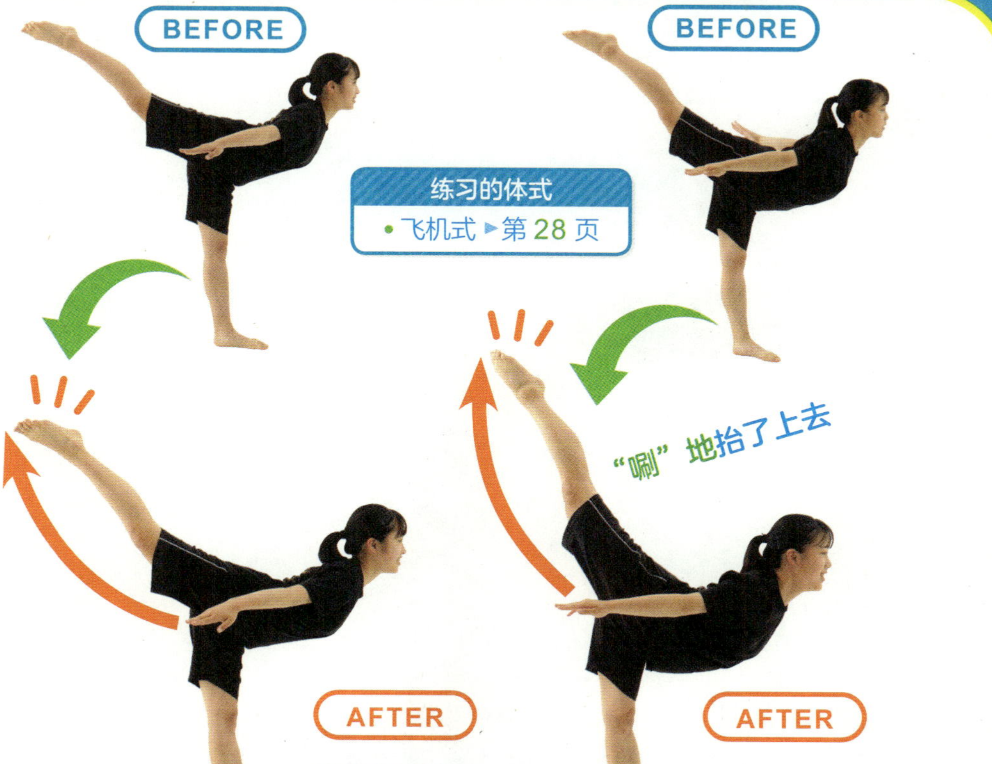

练习的体式
• 飞机式 ▶第 28 页

日向友希菜（15 岁）
运动经验 独轮车（表演、竞技）

日向菜菜子（18 岁）
运动经验 独轮车（表演、竞技）

腿抬得比之前高了很多！

我的两个女儿都在独轮车俱乐部向村山巧老师学习拉伸法。在独轮车比赛中，有一个项目需要骑在独轮车上做各种各样的姿势。因此，我想让她们提高柔韧性，这样她们在做搬旁腿或交叉提腿完成贝尔曼的体式时，两条腿就能保持在一条直线上。

她们通过村山巧老师的课程了解到，对乍看毫无联系的身体部位进行拉伸也有助于提高柔韧性。于是，她们更加坚定了想要让身体变得更柔软的想法。她们决定在家里继续拉伸。坚持了一段时间之后，她们发现可以非常顺利地向后抬腿了，还说今后除了柔性练习之外，一定会坚持拉伸，让自己的动作看上去更加优美。

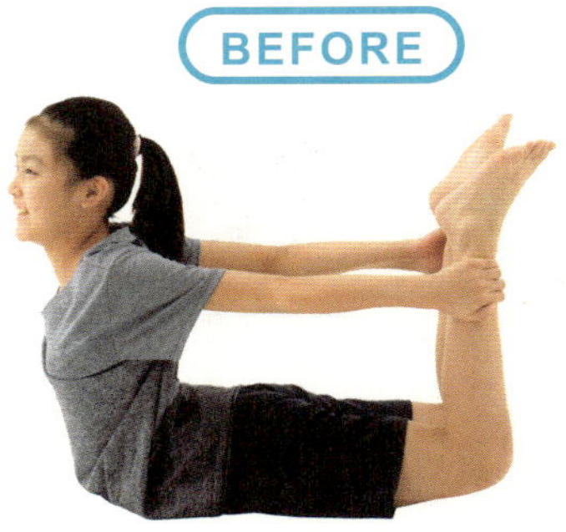

平野莉耶（11 岁）

运动经验 啦啦操、杂技

练习的体式

- 跷跷板式 ▶第 32 页
- 横劈腿 ▶第 26 页

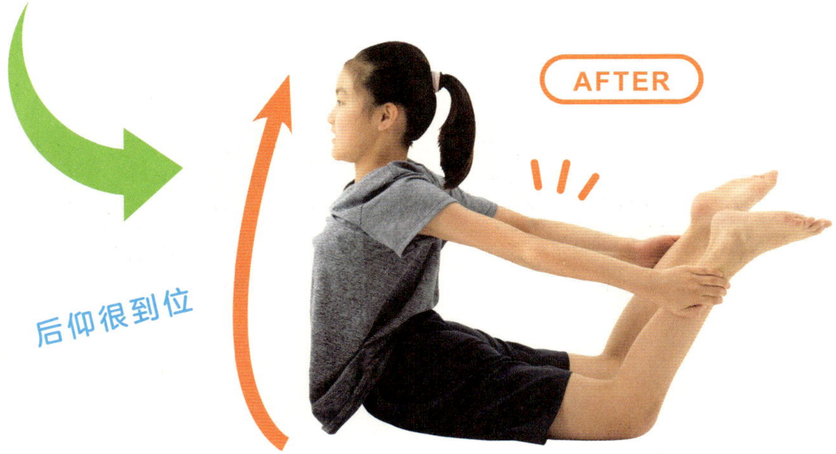

弓式和劈腿做起来都变轻松了！

我是莉耶的爸爸，遇到村山巧老师的时候，我正在为提升莉耶的啦啦操技术而寻找正确的拉伸方法。莉耶做竖劈腿或贝尔曼等需要上下开腿的动作时，膝盖到大腿前侧的部位总是很疼。这就导致她的腿总是抬不上去，或大腿前侧无法与地面贴合。

村山老师在课上进行了主要使用泡沫轴让筋膜放松的拉伸指导。莉耶感觉效果非常好，她回家后仍然非常积极地坚持拉伸。结果，她的柔韧性越来越好，以前无法完成的贝尔曼也可以做到了。村山老师还教她学会了运动放松的方法，莉耶非常开心地说："现在因为训练产生的疲惫感很快就能消除了。"

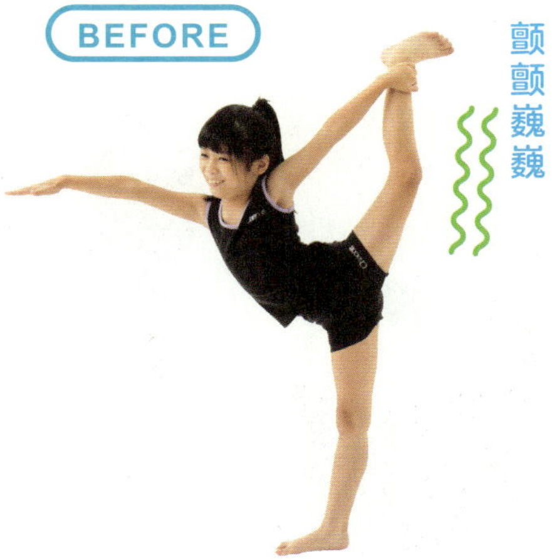

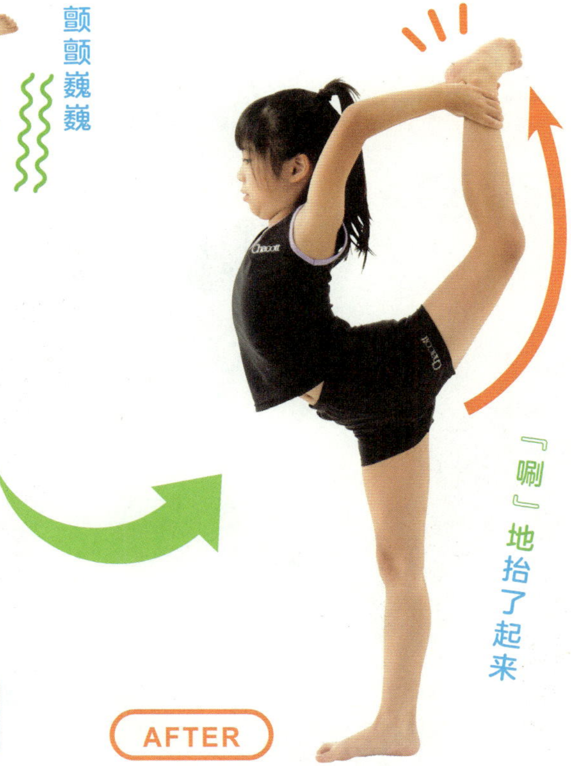

山田璃子（8岁）

运动经验 爵士舞、艺术体操

练习的体式

● 贝尔曼 ▶第46页

从舞者式成功进阶贝尔曼！

练习艺术体操的女儿想学会竖劈腿和贝尔曼，但是她的身体柔韧性不够，我决定请村山巧老师帮忙指导。课上，村山老师主要针对女儿缺乏柔韧性的大腿前侧进行了极速拉伸。村山老师非常亲切，不停地鼓励、表扬孩子，女儿也非常愉快地投入到了课程中。

女儿惊讶地发现，通过拉伸，她的身体明显变柔软了。她在家里也非常积极地坚持拉伸，最后，她成功做到了竖劈腿和贝尔曼。我发现女儿不仅完成了目标动作，人也变得更加自信、更有干劲了。

练习的体式

- 前屈式 ▶第 16 页
- 搬旁腿 ▶第 40 页

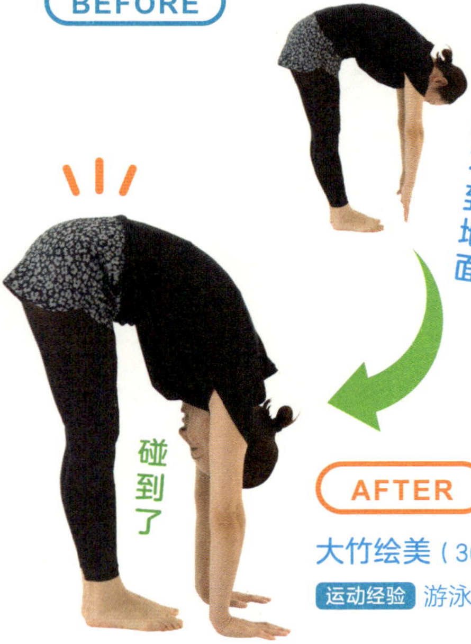

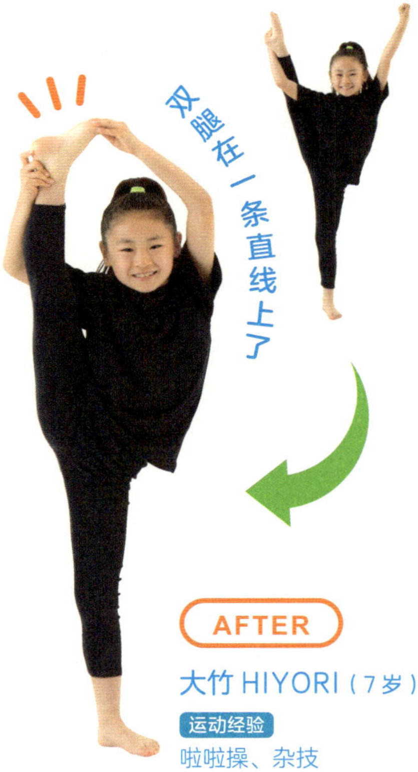

前屈做得更深入了！ “Y”变成了“I”！

跳啦啦操的女儿有两个烦恼，一个是做竖劈腿时后腿的膝盖伸不直，另一个是做贝尔曼时腿抬不上去。我通过社交媒体知道了村山巧老师的极速拉伸，于是立即给女儿报了他的课程。课程内容主要针对大腿部分，一次课只有一个半小时左右，但女儿前后的变化却令人惊讶。拉伸完后，女儿做竖劈腿时，双腿都能伸直了；做贝尔曼时，腿也能顺利地抬起来了。我以前一直以为只要把腰练柔软，把腿往上拉就可以了，但这次课程颠覆了我的认知。女儿也萌生了“我可以做到，我还想再练练”的想法，现在她依旧每天坚持拉伸，有时还会非常自豪地把成果展示给啦啦操的老师和队友看。

练习的体式

- 前屈式 ▶第 16 页
- 贝尔曼 ▶第 46 页

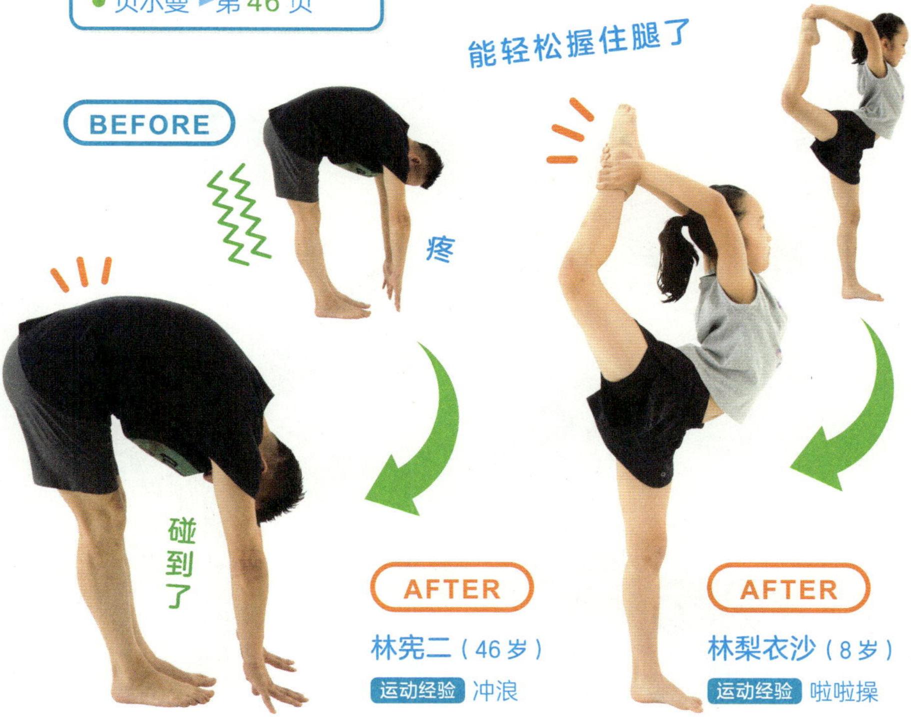

成功完成了贝尔曼！做前屈时手能碰到地面了！

跳啦啦操的女儿想要做出完美的劈叉、搬旁腿和贝尔曼。村山巧老师告诉她，除了下半身之外，身体侧面和肩部的柔韧性也很重要。她在家里每天坚持拉伸，现在做贝尔曼时，腿明显比以前抬得更高了。而且因为肩部变得更加灵活，手也能更容易握住腿了。除此之外，在做搬旁腿时，也从原来的“Y”字形变成了现在的“I”字形。对此，她感到非常开心。

看到女儿的进步，我也开始了拉伸，效果真的立竿见影，令人惊讶。我发现，有时候对一些看似无关联的部位进行拉伸，可以收获更好的效果。以后，我和女儿都会继续拉伸，希望女儿的啦啦操水平和我的冲浪水平都能得到提升。

练习的体式

- 眼镜蛇式 ▶第 18 页
- 飞机式 ▶第 28 页

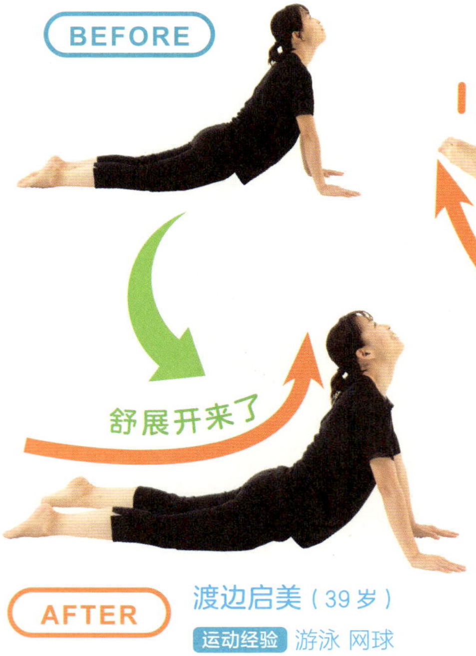

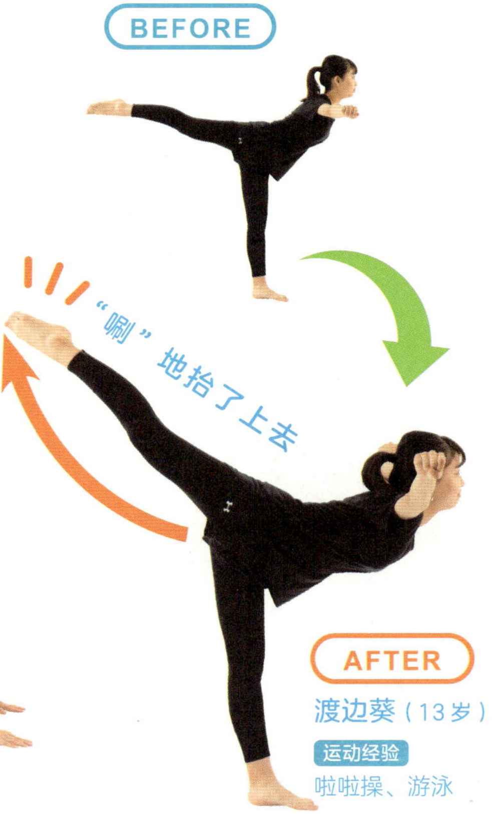

腿抬得更高！做眼镜蛇式时身体也更柔软了！

我是小葵的妈妈，因为女儿在跳啦啦操，所以她想要提高柔韧性。一次偶然的机会，我在书店看到了村山巧老师的课程宣传，就和小葵一起报名参加了。最先令我惊讶的是，村山老师的贝尔曼做得太美了。女儿更是激动得两眼放光。上课前，我一直觉得自己的身体很僵硬，但上过老师的课之后，我发现竟柔软到让我不敢相信这是自己的身体。

从那之后，女儿开始照着老师的书练习拉伸。以前拉伸时总是伴随着疼痛，但现在，她甚至会说“好舒服”。虽然开始练习的时间还不长，但她身体的柔韧性有了脱胎换骨的变化，还受到了教练的表扬，因此非常开心。

练习的体式

● 竖劈腿 ▶第 44 页

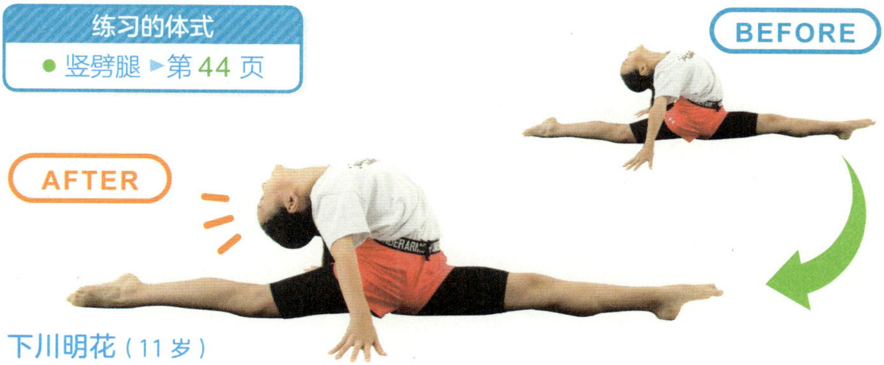

下川明花（11 岁）

运动经验 啦啦操、网球

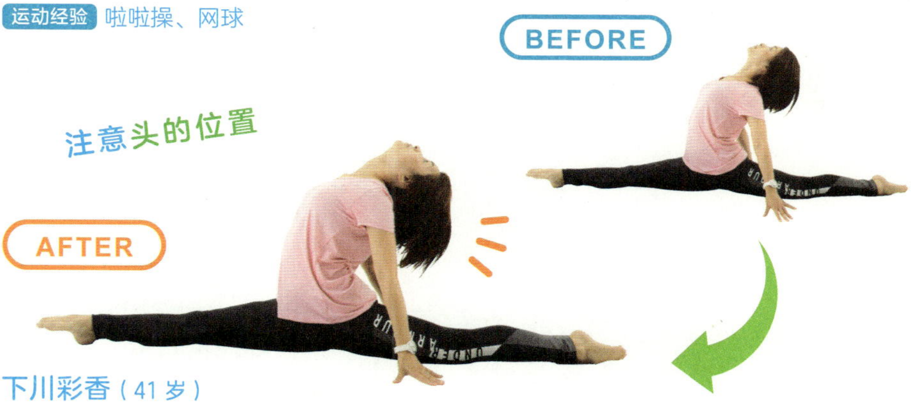

下川彩香（41 岁）

运动经验 啦啦操、现代芭蕾

竖劈腿时身体后仰，姿态更美了！

我是明花的妈妈，在啦啦操队当教练，之前请村山巧老师来队里上过课。课程内容非常丰富，既有使用泡沫轴的筋膜方式，也有利用墙壁的脑科学方式。经过村山老师指导，队里所有人的身体柔韧性都得到了显著提升。

我女儿不擅长前屈式，每天都会做足底滚球的训练。上过村山老师的课后，她的脚底变软了，甚至非常开心地说："就算双脚站在高尔夫球上，也不会痛了。"做前屈式和眼镜蛇式时也更加轻松了，还学会了撑地前空翻[1]。对我这样的教练而言，村山巧老师的课程也是令人受益匪浅。

1 啦啦操的技术动作之一。两手撑地向前翻转，双脚和腰翻至头部上方呈倒立状态，再向前翻转，双脚相继着地后回到站立状态。

目录 · CONTENTS ·

常见体式介绍及柔韧性训练步骤

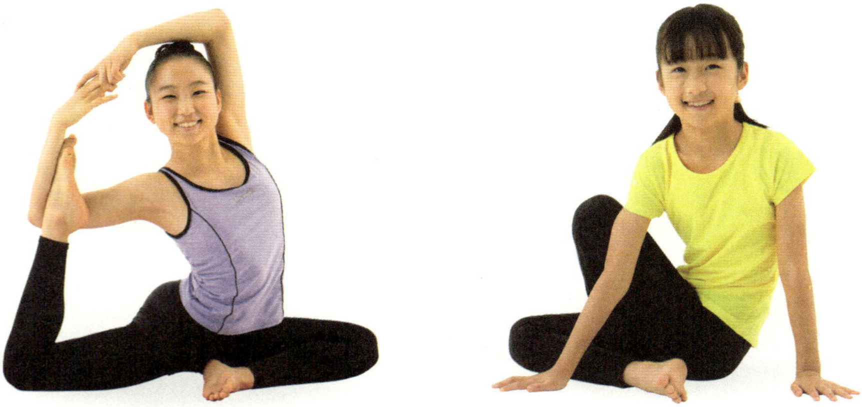

身体各部位的拉伸方法

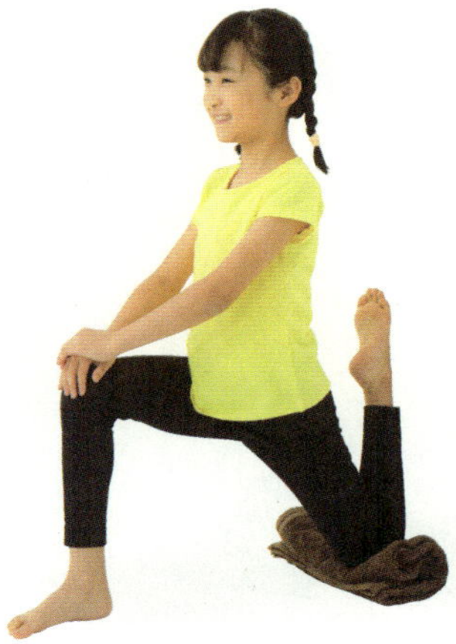

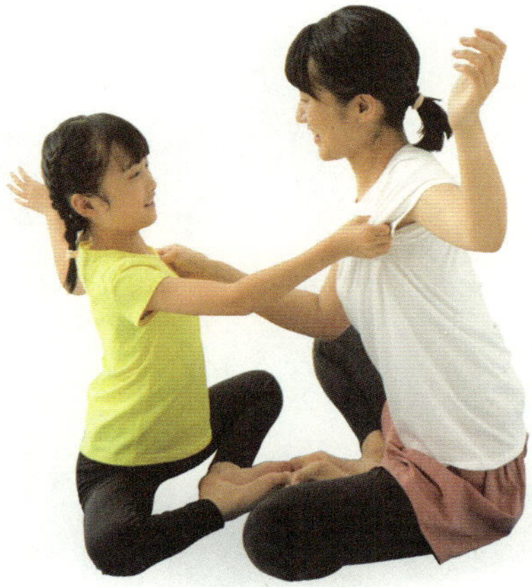

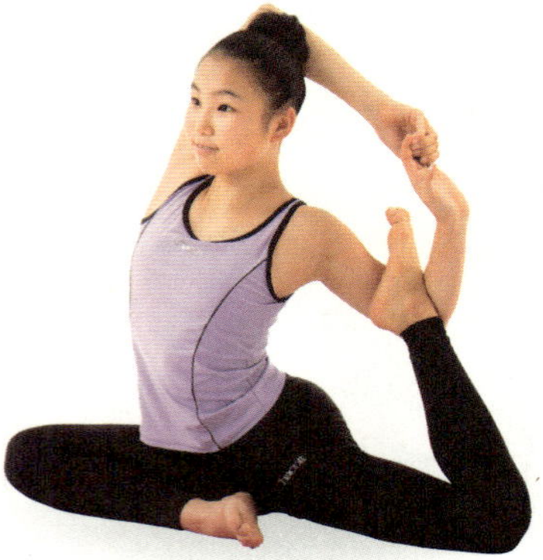

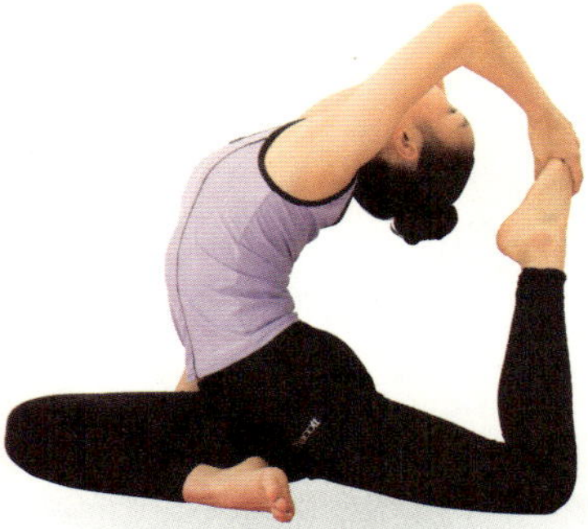

为什么身体僵硬不好呢？

柔韧性好的好处

身体僵硬是指肌肉、筋膜、韧带、肌腱等失去韧性的状态。如果这些地方变得僵硬，各处关节的可活动范围就会变小，导致身体越来越不灵活。身体不灵活，自然就会增加肌肉和韧带受伤的风险，还容易发生骨折等伤病。

柔韧性与肌肉力量、瞬间爆发力、持久力、身体协调能力一样，都是运动的基本能力。也就是说，好的身体柔韧性意味着更容易有好的运动表现。为了获得或者维持身体的柔韧性，养成拉伸的习惯至关重要。

每天坚持拉伸，不仅可以提升运动能力，还能让你在日常生活中更轻松地活动身体。同时，拉伸可以改善血液循环，增进健康，拉伸时“酸爽”的感觉也有助于放松身心。

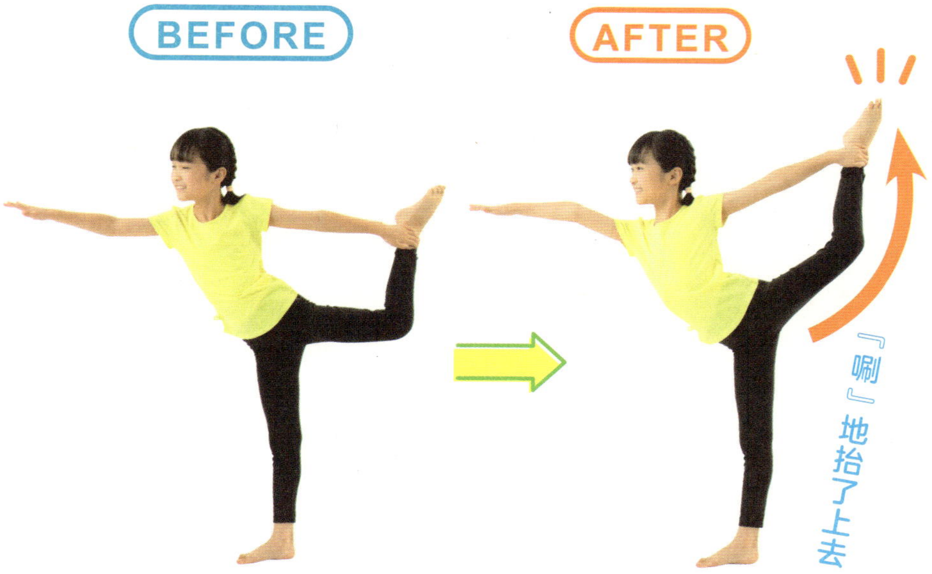

身体变得僵硬之后

↓

关节的可活动范围变小，
更容易受伤！

养成拉伸的习惯之后

↓

身体的柔韧性增强！

柔韧性增强之后

↓

不仅运动能力得到提升，
身体也更健康！

以最快速度提高柔韧性的

极速拉伸

说到拉伸，比较常见的方法有两种：一种是一边呼吸一边缓缓拉伸肌肉的“静态拉伸”，另一种是一边活动身体一边拉伸肌肉的“动态拉伸”。这两种方法都有效，不过，想通过这两种方法提高身体的柔韧性，需要很长一段时间。

本书介绍的“极速拉伸”最大的特点就是能够让身体快速变柔软，有时候甚至在拉伸过程中就能感受到。

用汽车来打个比方，普通的拉伸就相当于挂在最低挡行驶的汽车，缓慢而安全；而极速拉伸则是挂在最高挡的汽车，既能保证速度，又能确保安全。

啦啦操、艺术体操、花样滑冰等艺术观赏性较强的运动项目对身体的柔韧性要求很高，极速拉伸最初是为了提高这类运动的表现力而诞生的。

筋膜
方式

×

脑科学
方式

极速拉伸之所以能以最快的速度提高柔韧性，是因为这种方法综合了筋膜方式和脑科学方式的双重效果。

关于这两种方式，我在后文会作详细讲解。简而言之，就是利用“筋膜”的身体机制和“脑科学”的神经系统机制，让身体能够更加快速地变柔软。

在依靠身体柔韧性提高运动表现力的竞技体育项目中，极速拉伸可以带来惊人的变化。而在其他体育项目中，这种拉伸方法也可以预防伤病，并提高运动水平。对于成年人和老年人而言，肌肉变得更有柔韧性还有助于改善血液循环，缓解体寒和水肿，减轻肩颈酸痛等症状，可以让身体变得更加健康。

不过，身体柔韧性好的人，往往关节会不太稳定。因此建议各位不要只注重身体的柔韧性，同时也要锻炼肌肉力量，这样才能做出柔软而有力量的动作。

为身体“松开刹车”的

筋膜方式

筋膜就是包裹在肌肉外面的薄膜，从颅骨下延至脚底，遍布全身。它就如紧身衣一样，将全身上下从表层到里层，全方位无死角地包裹住。筋膜像毛衣一样，具有伸缩性。毛衣变硬后，穿在身上就会感觉紧，胳膊也不方便动弹。同理，当身体一直维持某种不良姿势或动作时，筋膜的一部分就会陷入疲惫的状态，变得僵硬。此时，身体就像踩了刹车一样，整体的筋膜活动都会受到影响，导致肌肉和关节无法正常活动。**如果想让肌肉和关节恢复正常的活动，就需要放松筋膜，使其恢复原状，这个过程被称为“筋膜放松”。**

本书将基于筋膜放松进行的练习称为筋膜方式。当感觉身体某个部位堵塞或酸痛时，用“又痛又爽”的力度按压这个部位，并活动这个部位，就有很好的效果。

这就是筋膜方式的厉害之处！

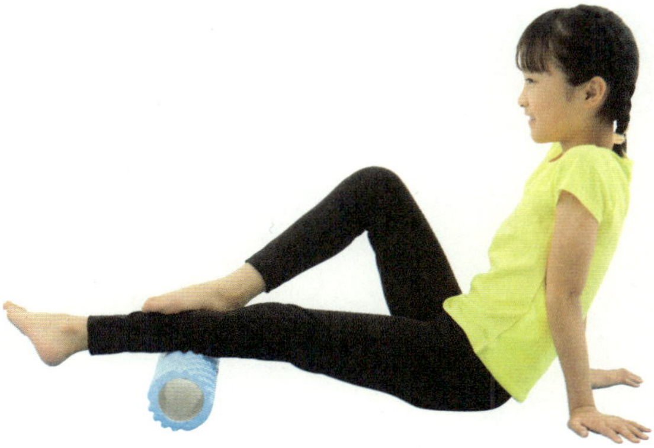

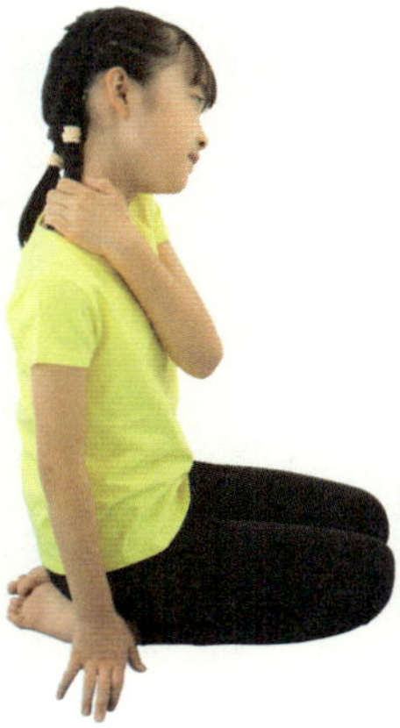

疲劳僵硬的筋膜会为身体“踩下刹车”。为了“松开刹车”，可以通过筋膜方式进行拉伸练习。这种方式的重点在于用手或泡沫轴按压，使肌肉产生又痛又舒服的感觉。

比如

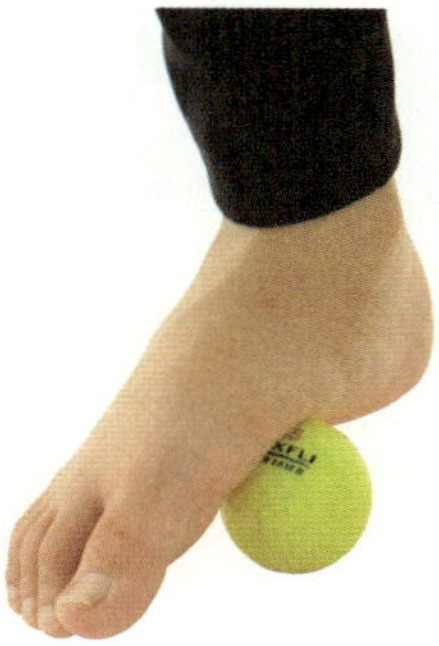

踩着球，让其在脚底来回滚动，放松脚底的筋膜。

结果

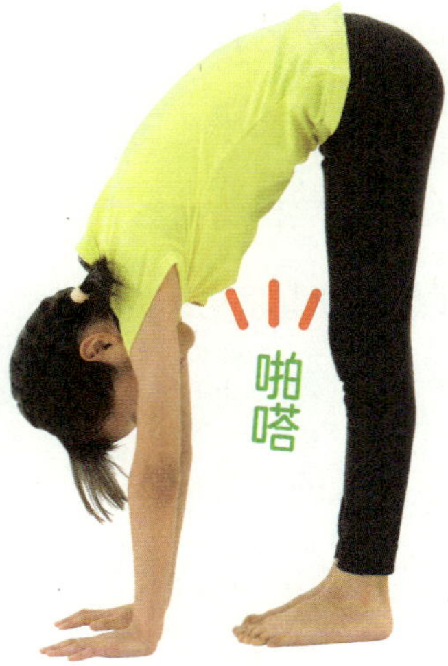

上半身非常轻松地弯了下去，前屈做得更好了。

为心理“松开刹车”的 脑科学方式

大脑都存在潜意识。比如，做前屈式时，如果觉得自己不可能再往下压了，身体就会无意识地“踩下刹车”，不再前往更柔软的地方。在拉伸的时候，松开心理上的刹车非常重要，但需要付出很多努力。**“PNF拉伸法”对松开无意识的刹车很有效，**是康复治疗中常用的运动疗法之一。“PNF拉伸法”就是利用肌肉收缩之后容易放松的特性，**先让肌肉强力收缩，然后再放松，这样就可以在短时间内提高肌肉的柔韧性，扩大关节的可活动范围。**本书将基于“PNF拉伸法”进行的拉伸练习称为“脑科学方式”。脑科学方式的基本做法是先通过抵抗性的动作让肌肉收缩，然后再让肌肉放松。重复这个过程，肌肉就可以得到进一步的伸展。

这就是脑科学方式的不可思议之处！

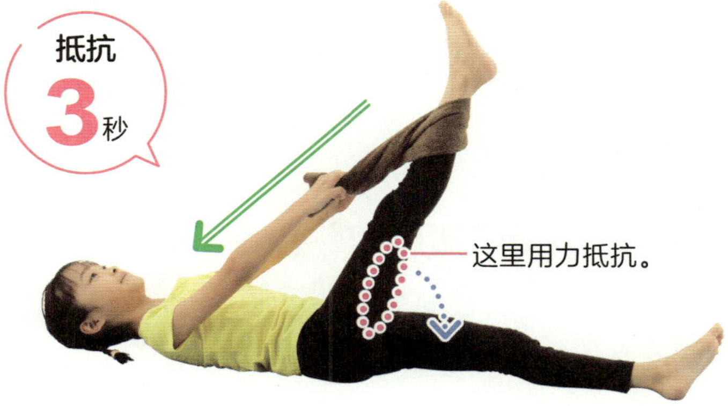

用力抵抗让肌肉收缩，再让肌肉放松，这就是脑科学方式。用脑科学方式对右大腿后侧进行拉伸时，可用毛巾拉拽腿部，同时右大腿后侧发力抵抗，就像要把腿推回原位一样。

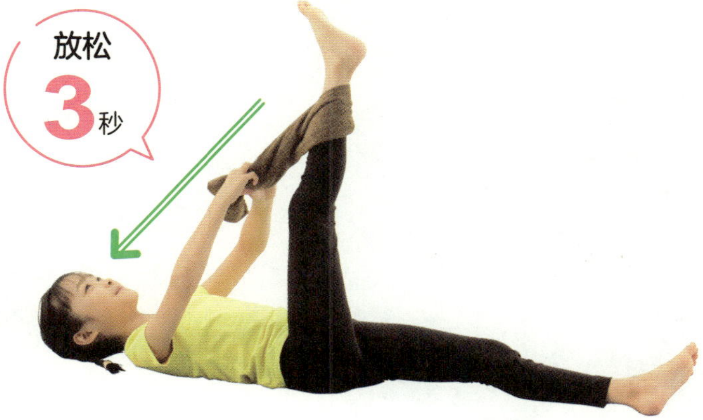

右大腿后侧停止抵抗，放松3秒。双手继续用力拉拽毛巾。再次抵抗、放松后，就会发现大腿后侧肌肉的柔韧性变好了，用毛巾拉拽腿部也比第一次更轻松了。

重复练习的次数越多，肌肉的柔韧性就越好！

全家一起拉伸，
一起变柔软吧

父母可以和孩子一起尝试！
无论从什么时候开始，
拉伸都不会辜负你！

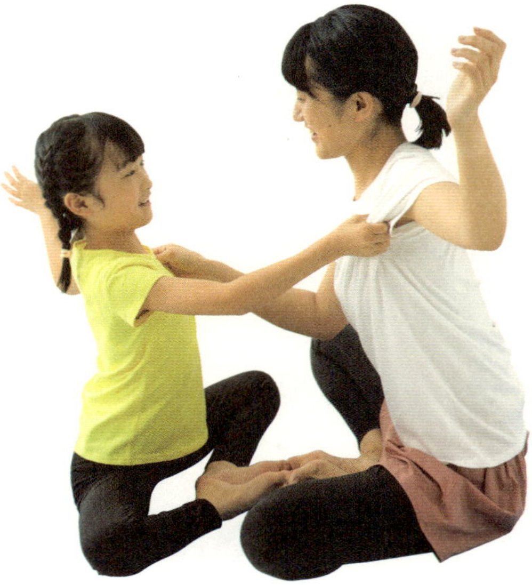

大人可以和孩子一起尝试本书介绍的拉伸方法。大人平时只做一些工作和生活相关的活动，身体容易变得僵硬。因此，请一定要利用本书，和孩子一起拉伸，改善身体的柔韧性。拉伸绝不会辜负你！

组队拉伸，效果加倍！

组队拉伸时，建议家长和孩子一边交流一边进行拉伸。特别是当孩子感到疼或痒的时候，要调整力度。可以通过肌肤接触，和孩子一起用心感受身体的变化。

拉伸工具介绍

泡沫轴

表面凹凸的泡沫轴可以按摩放松筋膜。选用直径10cm的为佳。也可以用毛巾卷曲代替。

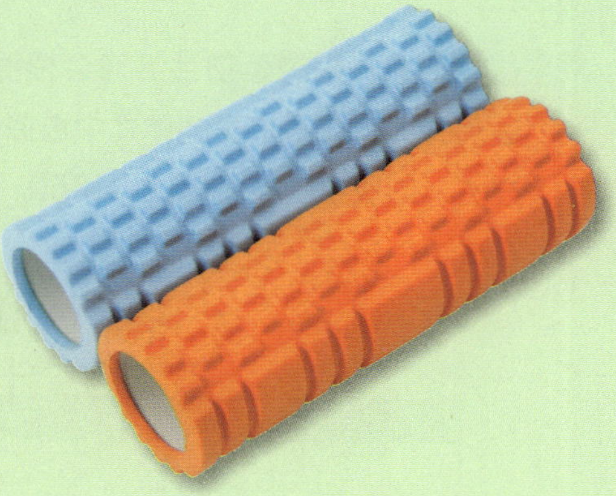

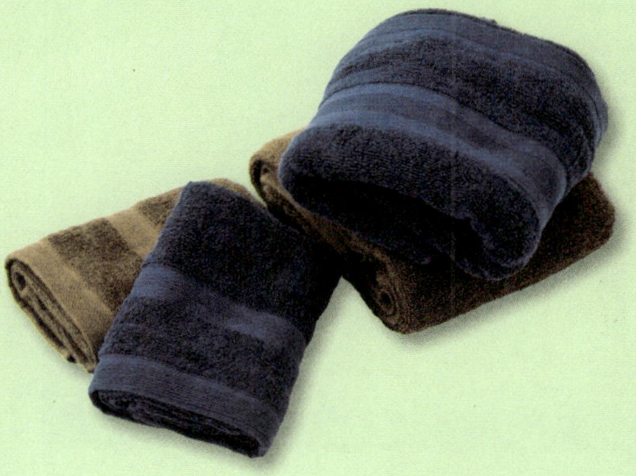

毛巾类

可以铺在地板上保护手肘或膝盖，也可以挂在脚上拉拽腿部。使用浴巾或大一点的毛巾均可。

高尔夫球

在本书中，用筋膜方式放松脚底时使用的是高尔夫球。如果觉得高尔夫球太硬或太小，也可以用网球等代替。

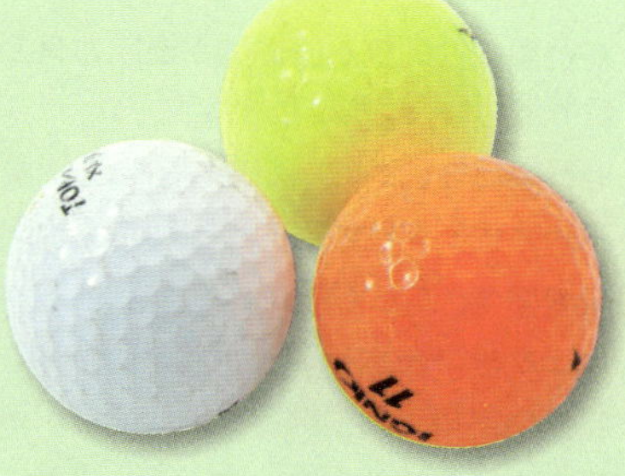

本书使用方法

本书介绍的柔韧性练习会根据不同的体式，采取不同的拉伸方法。请从第16~47页的体式中选择你想尝试的，然后按照对应的拉伸方法，依次挑战各个体式。第50~107页介绍的是身体各部位的拉伸方法。

第 16 ~ 47 页的阅读方法

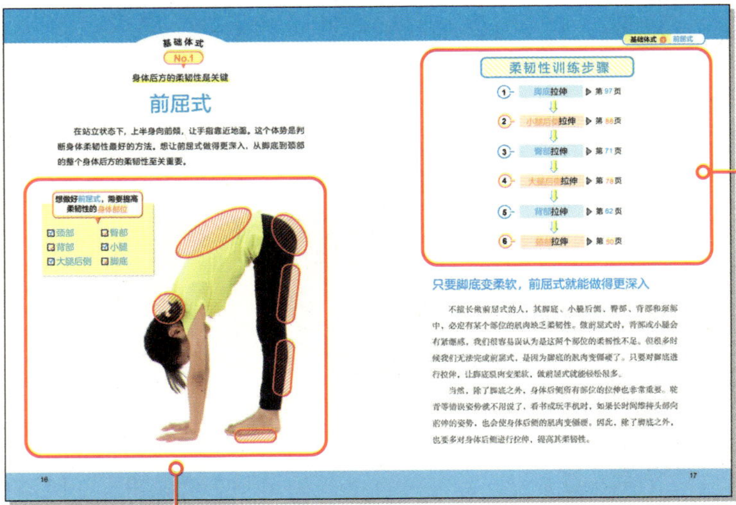
基础体式
No.1
身体后方的柔韧性是关键
前屈式
在站立状态下，上半身向前倾，让手指靠近地面。这个体势是判断身体柔韧性最好的方法。想让前屈式做得更深入，从脚底到颈部的整个身体后方的柔韧性至关重要。
想做好前屈式，需要提高柔韧性的身体部位
颈部
臀部
背部
小腿
大腿后侧
脚底
基础体式
前屈式
柔韧性训练步骤
只要脚底变柔软，前屈式就能做得更深入
16
17

明确标出了完成这个体式需要进行柔韧性练习的身体部位。

这部分依次列出了完成某个体式需要进行的拉伸练习步骤。

进行柔韧性训练前

- 有些柔韧性训练对身体的平衡能力有要求。拉伸的时候要防止摔倒，不要勉强，可以借助墙壁等进行练习，量力而行。
- 进行柔韧性训练时，如果伴随强烈的疼痛感，请不要勉强，立即停止。
- 不同体式柔韧性练习的步骤都各不相同。练习时，如果感觉体力跟不上，可以中途停止。只要坚持练习，总有一天能做到。请一步一个脚印，踏踏实实地推进。
- 书中列举的柔韧性训练方法中的拉伸次数和秒数仅供参考。如果练习过度，第二天可能会感觉身体疼痛，请根据自己的实际情况进行调整。
- 本书介绍的拉伸方法，大人和小孩都适用。父母不妨和孩子一起尝试。
- 本书介绍的柔韧性训练方法，效果立竿见影。每天坚持训练，效果会更好。

第 50 ~ 107 页的阅读方法

大部分柔韧性训练都应按照“筋膜方式→脑科学方式”的顺序进行，请尽可能坚持练习。部分训练只需“筋膜方式”。

脑科学方式

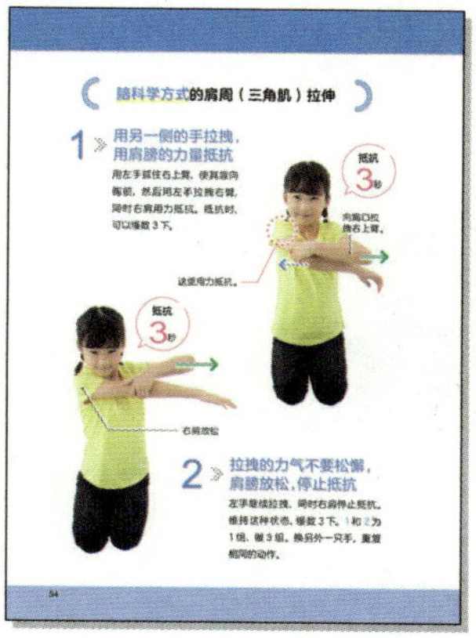

脑科学方式的肩周（三角肌）拉伸
1 用另一侧的手拉拽，用肩膀的力量抵抗
2 拉拽的力气不要松懈，肩膀放松，停止抵抗

筋膜方式

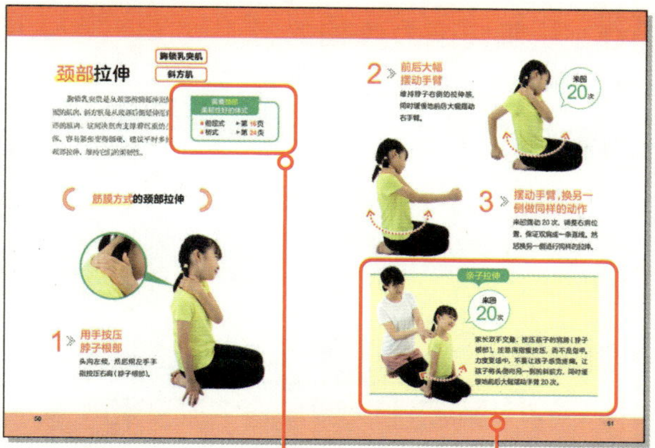

颈部拉伸
胸锁乳突肌
斜方肌
筋膜方式的颈部拉伸
1 用手按压脖子根部
2 前后大幅摆动手臂
3 摆动手臂，换另一侧做同样的动作
亲子拉伸

列出了需要这个部位柔韧性好的体式。

本书介绍的部分柔韧性训练方法适合家长和孩子一起组队拉伸。组队拉伸比一个人拉伸效果更好，建议家长和孩子积极尝试。

第 40~47 页介绍的高阶体式是本书中难度最高的。因此，除了柔韧性的训练方法以外，我还在第 100~107 页介绍了详细的练习方法。

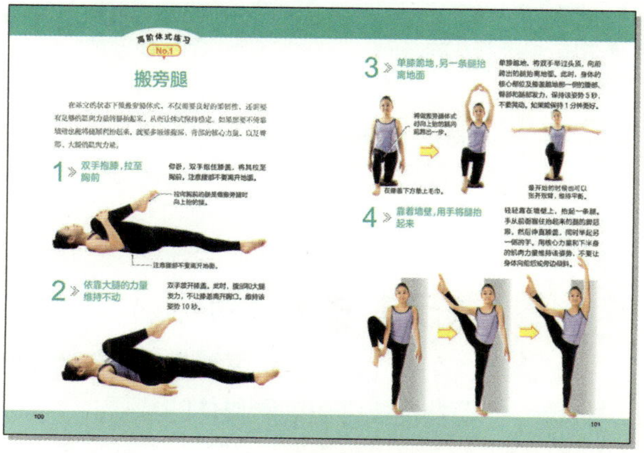

高阶体式练习
No.1
搬旁腿
1 双手抱膝，拉至胸前
2 依靠大腿的力量维持不动
3 单膝跪地，另一条腿抬离地面
4 靠着墙壁，用手将腿抬起来

下一页也请在拉伸前仔细阅读！

什么是“抵抗”？

本书介绍的“抵抗”是脑科学方式中出现的词语。主要是指身体某特定部位有意识地向身体活动相反的方向用力，让肌肉强力收缩的行为。抵抗后再放松，以此提高柔韧性。

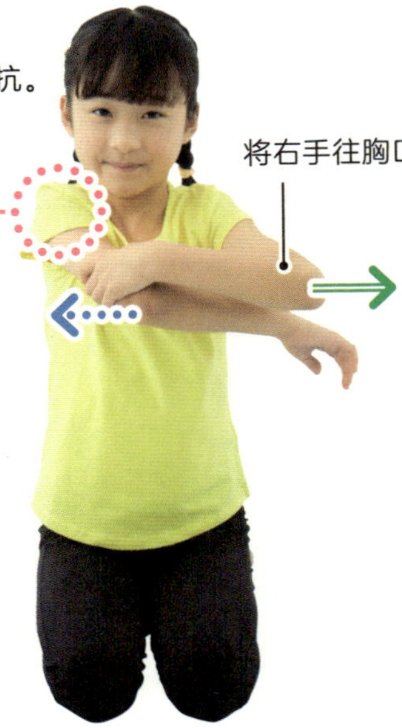

柔韧性训练方法中箭头和圆圈代表的含义

红色箭头

代表筋膜方式中的身体活动方向

绿色箭头

代表脑科学方式中的身体活动方向

蓝色箭头

代表脑科学方式中“抵抗”绿色箭头的方向

粉色圆圈

代表“抵抗”时用力的身体部位

关于本书附带的视频

本书第 50 ～ 107 页附带了柔韧性训练的视频。在练习时，可扫描二维码观看具体的步骤。

全都学会后，你一定会成为班里的人气王！

常见体式介绍及柔韧性训练步骤

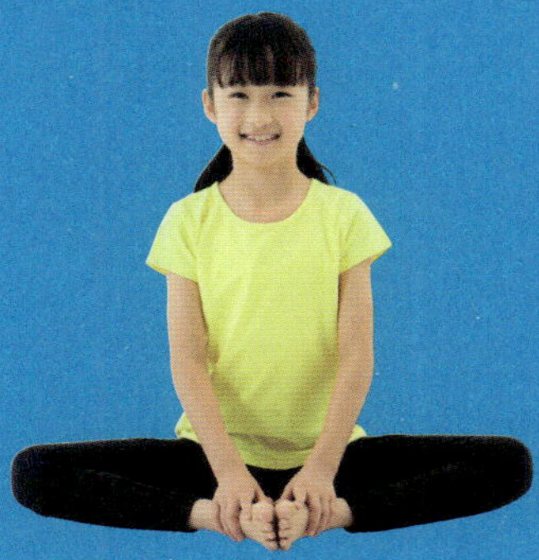

基础体式

- 前屈式
- 眼镜蛇式
- 绷脚式
- 蝴蝶式
- 桥式

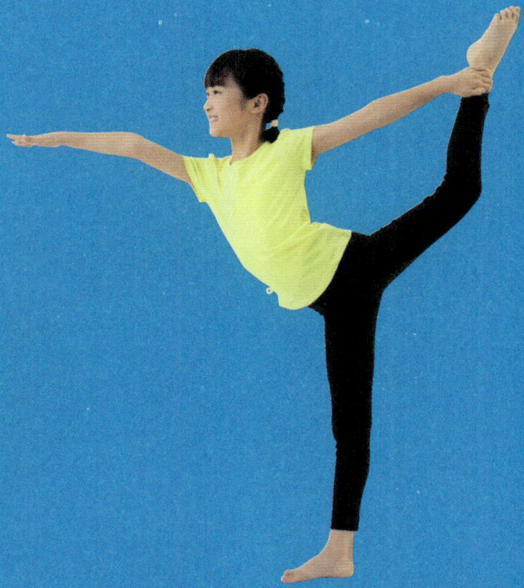

经典体式

- 横劈腿
- 飞机式
- 轮式
- 跷跷板式
- 半鱼王式
- 舞者式
- 牛面式

高阶体式

- 搬旁腿
- 鸽子式
- 竖劈腿
- 贝尔曼

先从需要身体柔韧性的基础体式进行讲解吧。本章根据各个体式，通过图解的形式简单易懂地标出了需要提高柔韧性的身体部位。请按照柔韧性的训练步骤逐一拉伸！

基础体式

No.1

身体后方的柔韧性是关键

前屈式

在站立状态下，上半身向前倾，让手指靠近地面。这个体势是判断身体柔韧性最好的方法。想让前屈式做得更深入，从脚底到颈部的整个身体后方的柔韧性至关重要。

想做好前屈式，需要提高柔韧性的身体部位

- ☑颈部
- ☑臀部
- ☑背部
- ☑小腿
- ☑大腿后侧
- ☑脚底

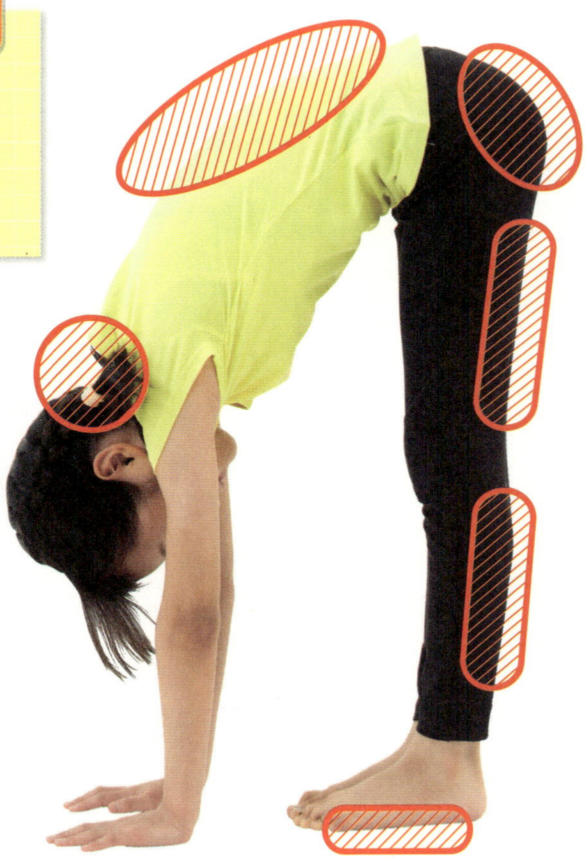

柔韧性训练步骤

1. 脚底拉伸 ▶ 第 97 页
2. 小腿后侧拉伸 ▶ 第 88 页
3. 臀部拉伸 ▶ 第 71 页
4. 大腿后侧拉伸 ▶ 第 78 页
5. 背部拉伸 ▶ 第 62 页
6. 颈部拉伸 ▶ 第 50 页

只要脚底变柔软，前屈式就能做得更深入

不擅长做前屈式的人，其脚底、小腿后侧、臀部、背部和颈部中，必定有某个部位的肌肉缺乏柔韧性。做前屈式时，背部或小腿会有紧绷感，我们很容易误认为是这两个部位的柔韧性不足。但很多时候我们无法完成前屈式，是因为脚底的肌肉变僵硬了。只要对脚底进行拉伸，让脚底肌肉变柔软，做前屈式就能轻松很多。

当然，除了脚底之外，身体后侧所有部位的拉伸也非常重要。驼背等错误姿势就不用说了，看书或玩手机时，如果长时间维持头部向前伸的姿势，也会使身体后侧的肌肉变僵硬。因此，除了脚底之外，也要多对身体后侧进行拉伸，提高其柔韧性。

基础体式

No.2

这个体式一气呵成会非常帅气

眼镜蛇式

和前屈式相反，眼镜蛇式是将头部向后仰的姿势。在芭蕾、艺术体操、啦啦操等运动中，单独做眼镜蛇式的情况不多。但如果做眼镜蛇式时动作干脆利落，整体看上去就会更加流畅、优美。

想做好眼镜蛇式，需要提高柔韧性的身体部位

- ☑ 背部
- ☑ 手臂
- ☑ 大腿前侧
- ☑ 大腿外侧
- ☑ 小腿前侧、脚尖
- ☑ 大腿根部

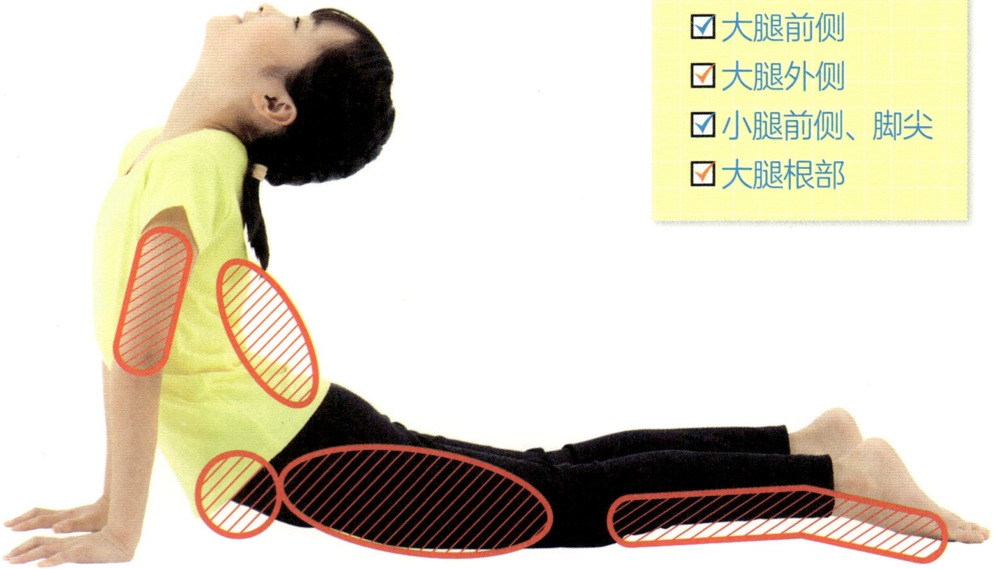

柔韧性训练步骤

1. 大腿前侧拉伸 ▶ 第 74 页

↓

2. 大腿根部拉伸 ▶ 第 92 页

↓

3. 背部拉伸 ▶ 第 62 页

↓

4. 手臂拉伸 ▶ 第 58 页

↓

5. 大腿外侧拉伸 ▶ 第 82 页

↓

6. 小腿前侧、脚尖拉伸 ▶ 第 94 页

提高身体前侧的柔韧性对减轻腰部负担很重要

想让头部充分后仰，提高身体前侧的柔韧性是关键，尤其是提高大腿前侧、大腿外侧的柔韧性非常重要。可以试着只对单侧的大腿前侧做拉伸，做完后就会发现，后仰时做过拉伸一侧的腰部会松弛很多。这个部位的柔韧性提高后，就可以做出肚脐以下紧贴地面、角度优美的眼镜蛇式了。另外，如果胸部和手臂的柔韧性也提高了，做眼镜蛇式时就可以将头部充分后仰。

做眼镜蛇式时，会增加腰部的负担。不过，可以通过提高整个身体前侧的柔韧性来减轻腰部或臀部的负担。这样不仅能让体式更加优美，还能防止受伤。背部的柔韧性也别忘记训练。

No.3

让姿势更加优美的

绷脚式

在芭蕾和艺术体操中，脚尖绷得直不直会直接影响姿势的完成度和优美度。如果脚踝无法伸直或脚尖无法向脚底弯曲，不妨对小腿前侧、脚尖、脚底进行拉伸。

想做好绷脚式，需要提高柔韧性的身体部位

- ☑小腿前侧、脚尖
- ☑小腿后侧
- ☑脚底

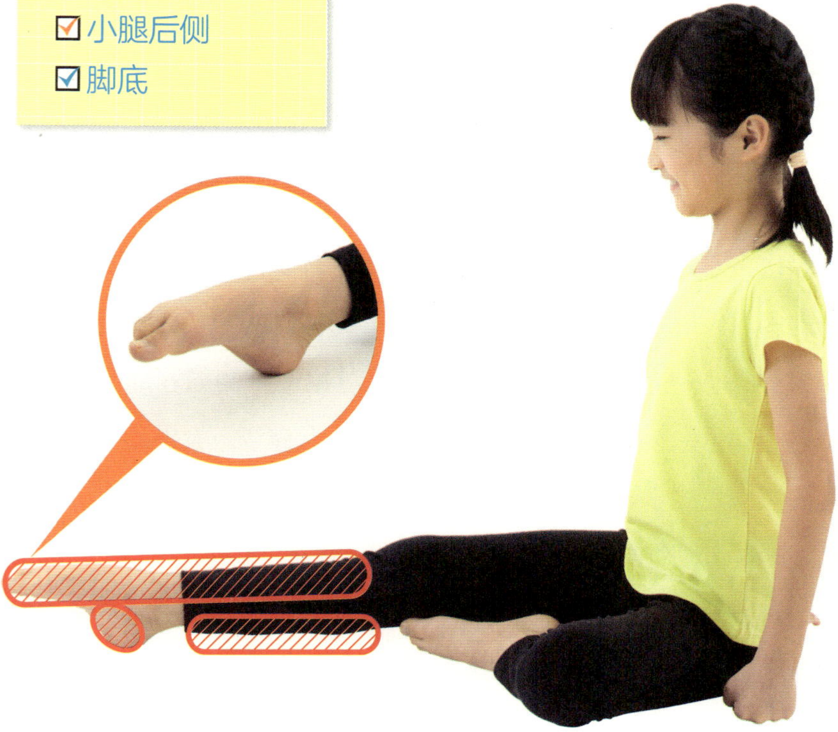

绷脚式看似简单，实则做起来很容易引起抽筋。请按照步骤认真进行训练，提高相关身体部位的柔韧性！

柔韧性训练步骤

1. 小腿前侧、脚尖拉伸 ▶ 第 94 页

↓

2. 小腿后侧拉伸 ▶ 第 88 页

↓

3. 脚底拉伸 ▶ 第 97 页

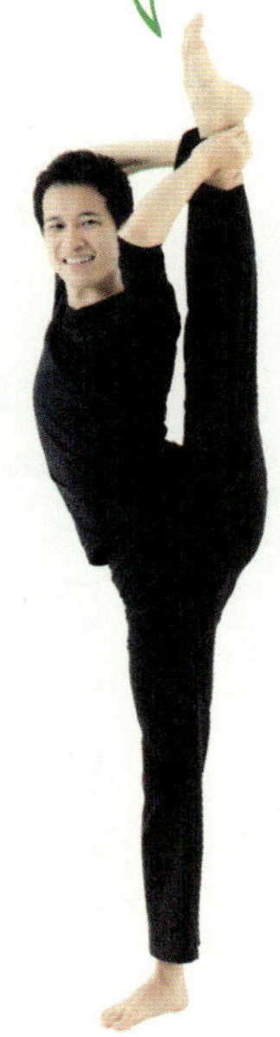

提高小腿前侧到脚尖的柔韧性，让姿势更优美

绷脚式能否做好，会影响很多姿势的美感。比如，做高阶体式搬旁腿（第40页）和贝尔曼（第46页）时，如果脚尖能够绷直，和小腿前侧在同一条直线上，整体看上去就会更加优美，腿也会显得更长。绷脚式会直接影响相关体式的完成度，很多人都想练好。

做绷脚式时，小腿后侧的肌肉会收缩。如果小腿前侧的肌肉、脚背以及脚尖得到充分拉伸，柔韧性就会变强，小腿后侧的肌肉收缩能力也会随之增强，脚尖自然也会绷得更美、更标准。而且，如果小腿后侧得到充分拉伸，柔韧性增强，当肌肉收缩时就不会抽筋了。

No.4

无法完成这个动作的孩子出乎意料得多

蝴蝶式

现在越来越多的孩子无法完成双脚脚心并拢的蝴蝶式，这都源于不良的久坐习惯。双脚脚心无法并拢，或膝盖无法打开时，可以拉伸大腿、臀部，以提高这些部位的柔韧性。

想做好蝴蝶式，需要提高柔韧性的身体部位

- ☑背部
- ☑大腿内侧
- ☑大腿外侧
- ☑臀部

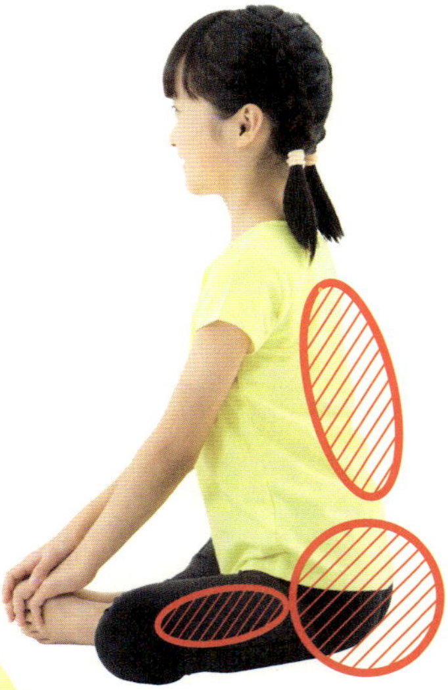

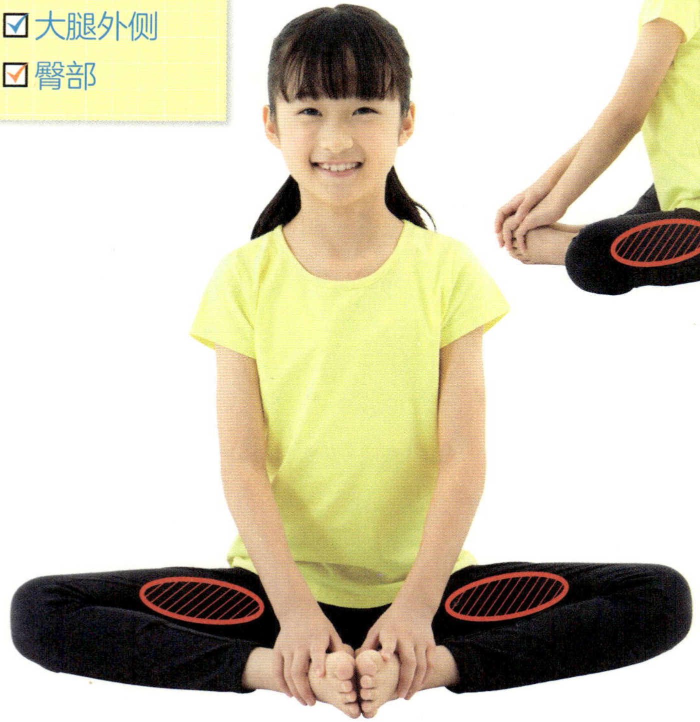

柔韧性训练步骤

1 大腿外侧拉伸 ▶ 第 82 页

↓

2 臀部拉伸 ▶ 第 71 页

↓

3 背部拉伸 ▶ 第 62 页

↓

4 大腿内侧拉伸 ▶ 第 85 页

在做蝴蝶式时，很多人会用手向下按压两边的膝盖。这么做很容易受伤，应尽量避免！建议对正确的部位进行拉伸！

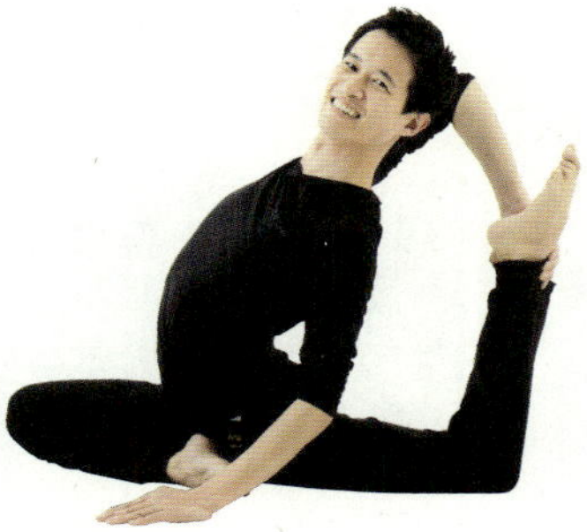

增强大腿外侧和臀部肌肉柔韧性的关键

现在的孩子，从小就习惯了久坐的生活。因此，有很多孩子在做蝴蝶式时，都感到双脚脚心并拢而坐很难。有的孩子在做蝴蝶式时，身体甚至会往后翻倒。

如果大腿外侧到臀部的肌肉很僵硬，人在坐立时骨盆就会被向后牵引，从而导致人向后倾倒，无法做到蝴蝶式，或为了保持平衡而将后背拱起来。

可以先试着只做单侧的拉伸，这样就会发现经过拉伸的一侧膝盖更贴合地面。顺便一提，很多人做拉伸时，会用手向下按压两边的膝盖。这样做很容易受伤，应尽量避免。

No.5

可以找到肚脐正面朝上的感觉

桥式

桥式是指在仰卧的状态下抬起臀部，让肚脐正面朝上的姿势。这是一个将身体抬离地面的反重力姿势，因此身体前侧的柔韧性非常重要。这个体式也是轮式（第 30 页）的准备阶段，建议通过这个姿势来找到让肚脐正面朝上的感觉。

想做好桥式，需要提高柔韧性的身体部位

- ☑ 颈部
- ☑ 肩周（三角肌）
- ☑ 背部
- ☑ 大腿前侧
- ☑ 大腿根部

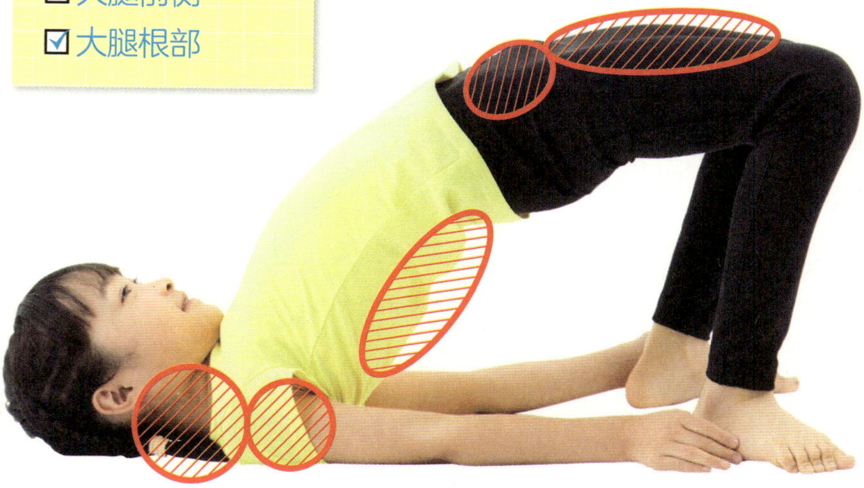

柔韧性训练步骤

1. 颈部拉伸 ▶ 第 50 页
2. 肩周（三角肌）拉伸 ▶ 第 52 页
3. 大腿前侧拉伸 ▶ 第 74 页
4. 大腿根部拉伸 ▶ 第 92 页
5. 背部拉伸 ▶ 第 62 页

髋关节的活动有助于将臀部抬离地面，还能提高背部的柔韧性

要想将臀部抬离地面，大腿前侧、脚踝的柔韧性至关重要。尤其是觉得臀部太沉，抬不起来的人，只要通过拉伸提高脚踝的柔韧性，就可以扩大髋关节的活动范围，顺利地抬起臀部，并让肚脐正面朝上。另外，提高颈部和肩周的柔韧性，有助于打开胸部，让上半身更容易被抬起来。做这个体式时，可以将折叠的毛巾垫在颈部下方，以保护脖子。

提高身体的柔韧性不仅可以促进肌肉的伸展，还能促进肌肉的收缩。想充分伸展身体前侧，背部就必须充分收缩。因此，对背部进行充分拉伸有助于更好地伸展身体前侧。

经典体式

No.1

最想学会的体式之一

横劈腿

对于“身体变柔软后，想要做什么”这个问题，几乎所有人都会回答“横劈腿”。可见这个体式是大人和小孩最想学会的体式。骨盆无法倾倒或双腿无法打开的人，都需要提高与髋关节相关的肌肉的柔韧性。

想做好横劈腿，需要提高柔韧性的身体部位

- ☑ 背部
- ☑ 身体侧面
- ☑ 臀部
- ☑ 小腿后侧
- ☑ 大腿内侧
- ☑ 大腿外侧
- ☑ 大腿后侧

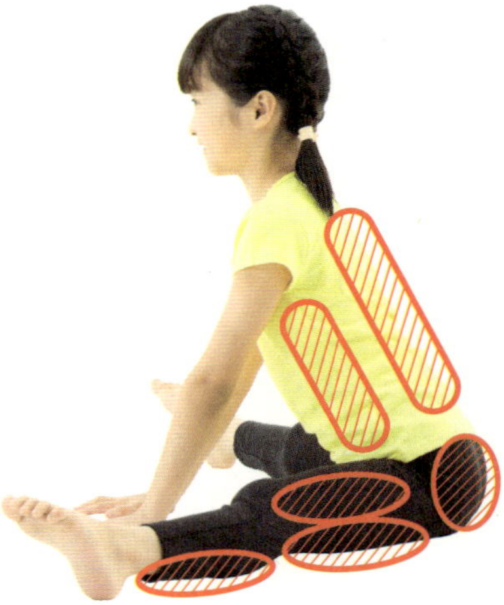

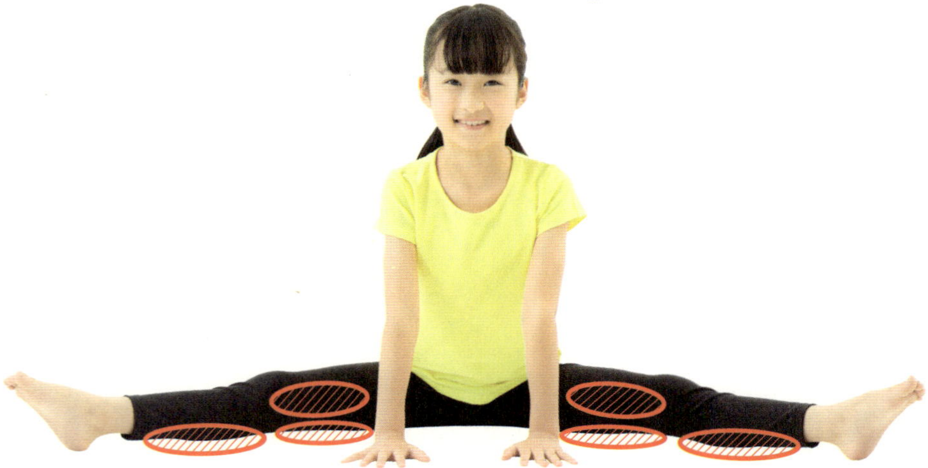

柔韧性训练步骤

1 大腿内侧拉伸 ▶ 第 85 页

2 大腿外侧拉伸 ▶ 第 82 页

3 大腿后侧拉伸 ▶ 第 78 页

4 小腿后侧拉伸 ▶ 第 88 页

5 臀部拉伸 ▶ 第 71 页

6 背部拉伸 ▶ 第 62 页

7 身体侧面拉伸 ▶ 第 64 页

先提高所有部位的柔韧性，然后结合自己的情况，有针对性地拉伸

横劈腿是很多想提高身体柔韧性的人的目标。无法完成横劈腿的人，主要可分为以下3种类型。

第一种是腿打不开、走路时有内八字倾向。这类人的大腿内侧肌肉的柔韧性不够。

第二种是骨盆无法向前倾倒。这类人的大腿外侧、臀部以及背部的肌肉都比较僵硬。

第三种是腿打不开、骨盆也无法倾倒。这类人的大腿、臀部的所有肌肉都比较僵硬。

建议先提高所有部位肌肉的柔韧性，再尝试横劈腿。不要只拉伸髋部的肌肉。

经典体式

No.2

除了柔韧性之外，还需要有肌肉力量

飞机式

双手向左右打开，一条腿向后抬起，保持平衡。后方的腿抬得再高一点，就会成为芭蕾舞中的阿拉贝斯克、艺术体操中的后抬腿以及花样滑冰中的燕式步。

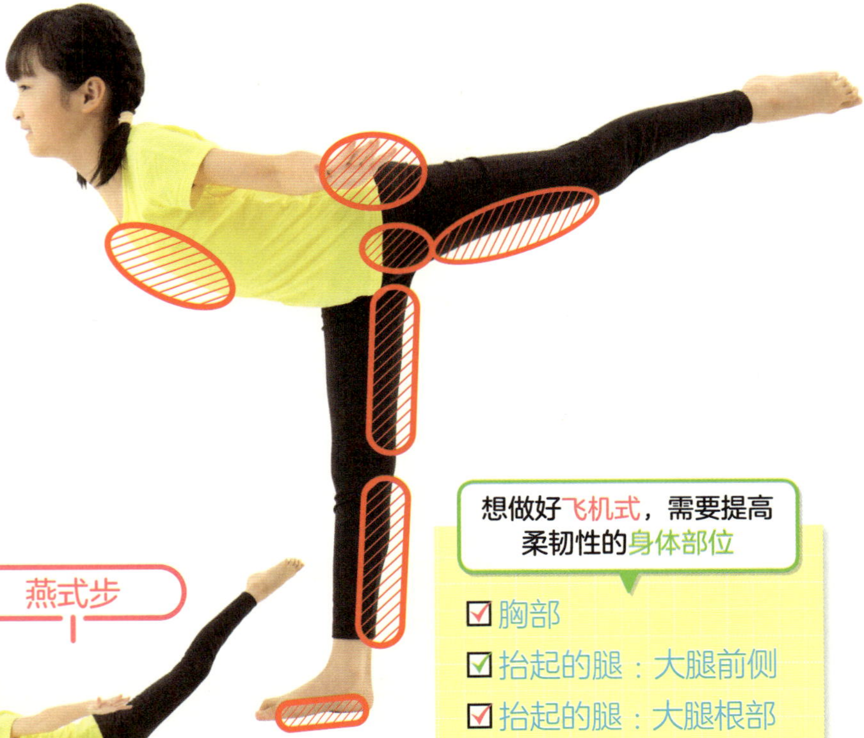

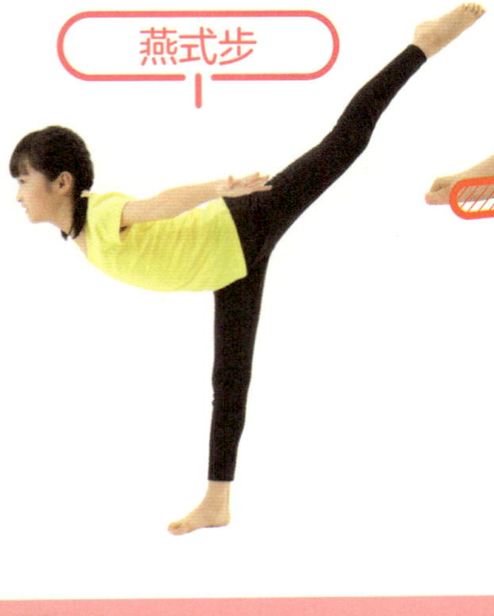

想做好飞机式，需要提高柔韧性的身体部位

- ☑胸部
- ☑抬起的腿：大腿前侧
- ☑抬起的腿：大腿根部
- ☑直立的腿：臀部
- ☑直立的腿：大腿后侧
- ☑直立的腿：小腿后侧
- ☑直立的腿：脚底

柔韧性训练步骤

1 脚底拉伸 ▶ 第 97 页

2 小腿后侧拉伸 ▶ 第 88 页

3 大腿后侧拉伸 ▶ 第 78 页

4 臀部拉伸 ▶ 第 71 页

5 大腿前侧拉伸 ▶ 第 74 页

6 大腿根部拉伸 ▶ 第 92 页

7 胸部拉伸 ▶ 第 68 页

拉伸部位和前屈式、眼镜蛇式一样，同时还要强化身体的核心力量

对于直立的腿而言，大腿后侧、小腿后侧等身体后侧的柔韧性比较重要。这和做前屈式（第16页）时需要提高柔韧性的部位一致。另一方面，抬起的腿则需要提高大腿前侧、大腿根部等部位的柔韧性。这和做眼镜蛇式（第18页）时需要提高柔韧性的部位一致。以上虽然列出了需要提高柔韧性的部位，但按照前屈式和眼镜蛇式的训练步骤进行练习，也可以提高飞机式的完成度。

做飞机式时需要张开双臂，单腿直立，并保持平衡，因此对肌肉力量也有一定的要求。保持上半身与地面平行，需要腹部、背部等核心部位的力量。脸部朝向前方则需要颈部肌肉的力量。还需要直立腿的脚趾具有足够的肌肉力量，以便能够“抓住”地面，保持身体不摇晃。

经典体式

No.3

轮式也是格斗类运动的基本技术之一

轮式

轮式是手心和脚底着地，整个躯体抬离地面的体式。其要领是将身体前侧高高抬起，并让手臂也承受一定的体重。在拳击、柔道等格斗类运动中，这个体式是防止被对手压制的基本技术之一。

想做好轮式，需要提高柔韧性的身体部位

- ☑胸部 ☑手臂
- ☑肩周（大圆肌）
- ☑肩周（三角肌）
- ☑背部
- ☑大腿前侧
- ☑大腿根部

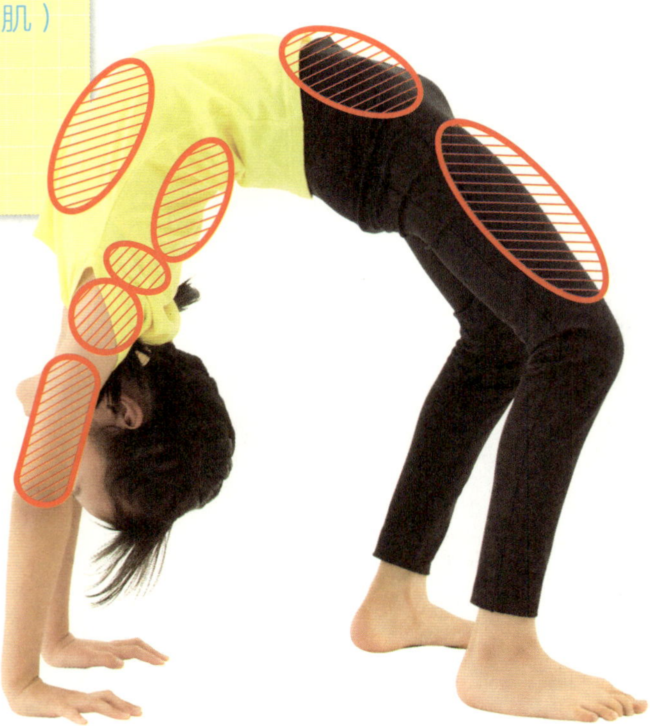

柔韧性训练步骤

1 大腿前侧拉伸 ▶ 第 74 页

2 大腿根部拉伸 ▶ 第 92 页

3 胸部拉伸 ▶ 第 68 页

4 肩周（大圆肌）拉伸 ▶ 第 55 页

5 肩周（三角肌）拉伸 ▶ 第 52 页

6 手臂拉伸 ▶ 第 58 页

7 背部拉伸 ▶ 第 62 页

想呈现出弯弓一样的弧线，需要提高身体前侧所有部位肌肉的柔韧性

想做出好看的轮式，必须提高身体前侧几乎所有肌肉的柔韧性。这个体式需要用手脚支撑身体，因此除了柔韧性之外，还需要足够的肌肉力量。

大腿前侧和大腿根部的柔韧性如果不够，身体的重量就会全都落到脚上。这样一来，手脚就无法伸直，从膝盖到胸部就无法弯曲，而是呈现像桌子一样非常平的形状。如果手臂和肩周的柔韧性得到了改善，原本全都落在脚上的身体重量就会分摊一部分到手上，整个身体就会呈现出像弯弓一样的弧线。看书或玩手机时，身体背部的肌肉伸展，同时身体前侧的肌肉收缩。时间一长，肌肉就会变得僵硬。为了防止这种情况的发生，平时请多注意自己的姿势。

经典体式

No.4

抓住脚踝，将身体弯成弓形

跷跷板式

跷跷板式是指在俯卧的状态下，用双手握住双腿脚踝，让身体后仰成弓形的姿势。在瑜伽中，跷跷板式也叫做“弓式”。想做出漂亮的跷跷板式，大腿前侧和胸部的柔韧性至关重要。除此之外，为了抓住脚踝，还需要提高肩周和手臂的柔韧性。

想做好跷跷板式，需要提高柔韧性的身体部位

- ☑ 肩周（大圆肌）
- ☑ 胸部
- ☑ 手臂
- ☑ 肩周（三角肌）
- ☑ 背部
- ☑ 大腿前侧
- ☑ 大腿根部

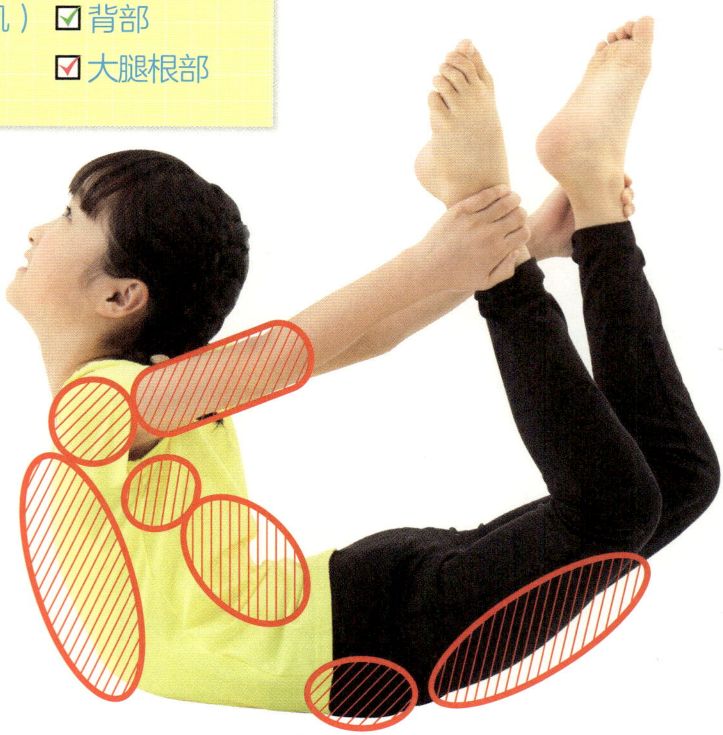

柔韧性训练步骤

1 大腿前侧拉伸 ▶ 第 74 页

2 大腿根部拉伸 ▶ 第 92 页

3 胸部拉伸 ▶ 第 68 页

4 背部拉伸 ▶ 第 62 页

5 肩周（三角肌）拉伸 ▶ 第 52 页

6 手臂拉伸 ▶ 第 58 页

7 肩周（大圆肌）拉伸 ▶ 第 55 页

提高手臂和肩周的柔韧性，抓紧脚踝

手臂和肩周的柔韧性如果不够，就无法抓住脚踝。请先对手臂和肩周进行拉伸，提高它们的柔韧性。如果能够轻松抓住脚踝，放手的瞬间，脚就不会“啪”地摔落在地。

抓紧脚踝后，想让后仰的曲线更加圆润，需要提高大腿前侧、大腿根部、胸部等身体前侧肌肉的柔韧性。这些部位的柔韧性如果不够，就会增加腰部的负担，造成腰痛。

将身体弯成弓形后注意不要前后摇晃，因为肋骨碰到地面会有疼痛感。

经典体式

No.5

经典的拉伸动作

半鱼王式

做半鱼王式时，将一条腿跨过另一条腿，并弯曲膝盖，让身体带动另一侧的手反方向扭转。这个姿势在足球等运动中比较常见。常用来对身体侧面、背部、大腿外侧进行拉伸。

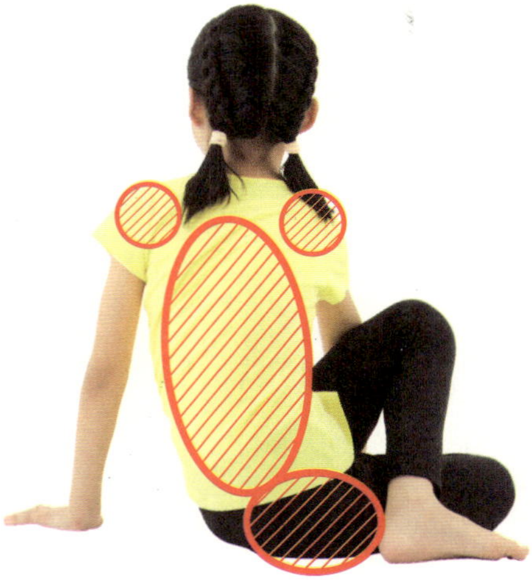

想做好半鱼王式，需要提高柔韧性的身体部位

- ☑ 肩周（三角肌）
- ☑ 背部
- ☑ 身体侧面
- ☑ 臀部
- ☑ 大腿外侧

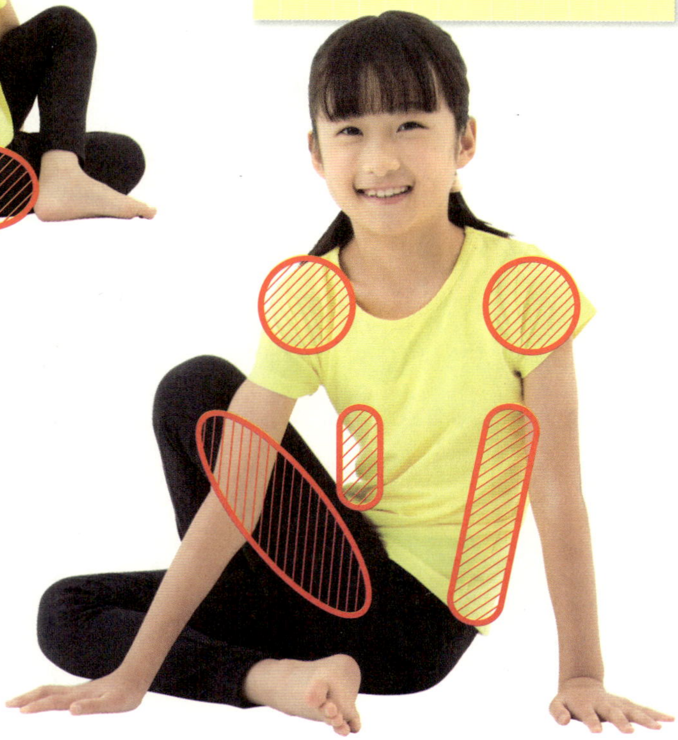

柔韧性训练步骤

1. 大腿外侧拉伸 ▶ 第 82 页
2. 臀部拉伸 ▶ 第 71 页
3. 背部拉伸 ▶ 第 62 页
4. 身体侧面拉伸 ▶ 第 64 页
5. 肩周（三角肌）拉伸 ▶ 第 52 页

即便是为了提升拉伸效果，也要按照步骤提高身体各部位的柔韧性

做这个体式可以先从蝴蝶式开始，然后将一条腿放到另一条腿的外侧，弯曲膝盖，并让胫骨与地面垂直。接着，将另一侧的手臂放到立起的腿的膝盖外侧，并用手臂推压膝盖，同时扭转身体。

如果能够提高立起的腿的臀部和大腿外侧的柔韧性，将腿放到另一条腿外侧时，遇到的阻力就会减少，膝盖也更容易弯曲。另外，如果肩周、身体侧面和背部具有良好的柔韧性，扭转身体时也会更轻松。

这个体式的拉伸训练相对比较简单。只要按照步骤提高各个部位的柔韧性，做这个体式时就不需要花费太多的力气，还可以得到更好的拉伸效果。

经典体式

No.6

练习贝尔曼的第一步

舞者式

做这个姿势时，一条腿站立，另一条腿向后抬起，同时用站立腿同侧的手抓住脚踝向上拉。想做好这个体式，上半身和下半身各部位的柔韧性都非常重要。这个动作也是练习高阶体势贝尔曼（立位）（第106页）的第一步。

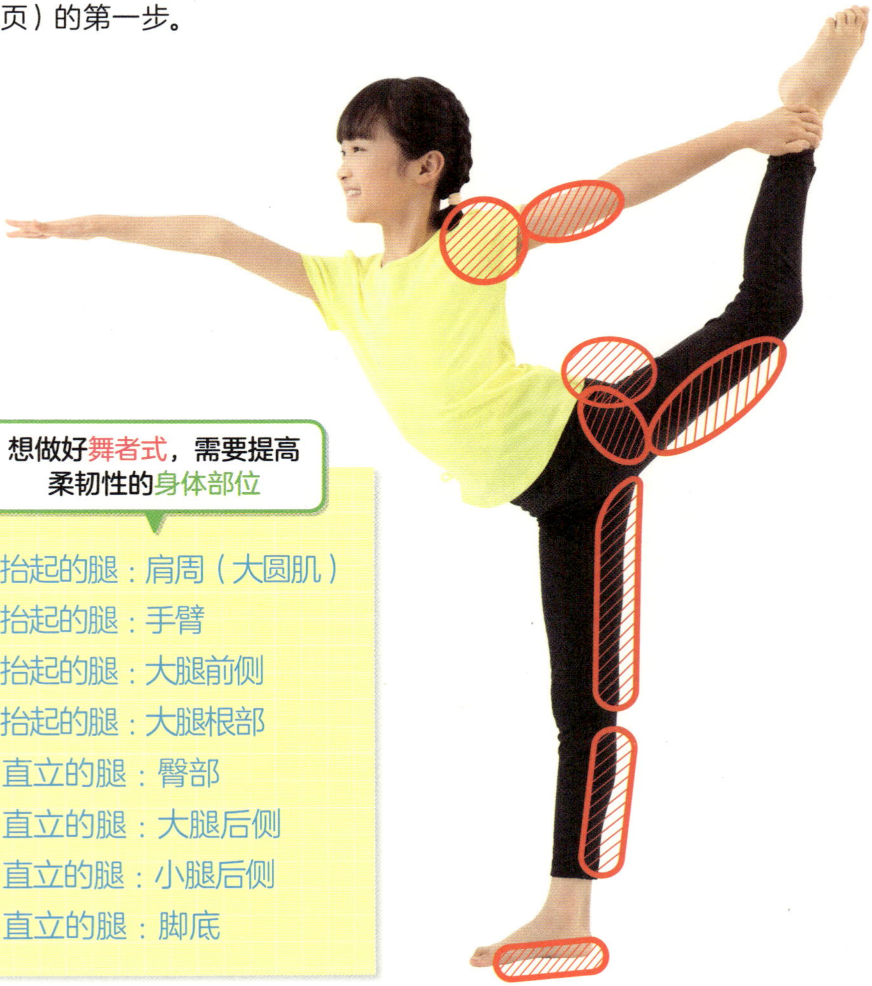

想做好舞者式，需要提高柔韧性的身体部位

- ☑抬起的腿：肩周（大圆肌）
- ☑抬起的腿：手臂
- ☑抬起的腿：大腿前侧
- ☑抬起的腿：大腿根部
- ☑直立的腿：臀部
- ☑直立的腿：大腿后侧
- ☑直立的腿：小腿后侧
- ☑直立的腿：脚底

柔韧性训练步骤

1. 肩周（大圆肌）拉伸 ▶ 第 55 页
2. 手臂拉伸 ▶ 第 58 页
3. 大腿前侧拉伸 ▶ 第 74 页
4. 大腿根部拉伸 ▶ 第 92 页
5. 臀部拉伸 ▶ 第 71 页
6. 大腿后侧拉伸 ▶ 第 78 页
7. 小腿后侧拉伸 ▶ 第 88 页
8. 脚底拉伸 ▶ 第 97 页

想将腿抬高，直立侧的柔韧性也很重要

做舞者式时，上半身和抬起的腿就是单手跷跷板式的状态。因此，和跷跷板式相同，胸部、手臂、肩周、大腿前侧的柔韧性很重要。膝盖不必完全伸直，但是为了将腿抬高，还是有必要将膝盖伸展到一定程度。在做这个动作的时候，将上半身向前倾，可以获得不错的效果。另外，想将腿抬高，提高直立那一侧的大腿后侧和小腿后侧的柔韧性也很重要。

刚开始练习的时候，不要逞强，建议一步一步慢慢增加抬腿的高度。因为需要单腿站立，可以先借助椅子等来维持平衡，然后逐步增加抬腿的高度。

经典体式

No.7

做不到这个体式的人，可能平时的体态就不太好

牛面式

牛面式就是让双手在后背交握的姿势。如果一直驼背，或一直维持肩膀前倾的姿势，肩周就会变得僵硬，导致手很难放到后背上。而且，如果左手和右手的柔韧性不一样，交换做相反姿势时，就会明显感觉到一边容易，一边困难。

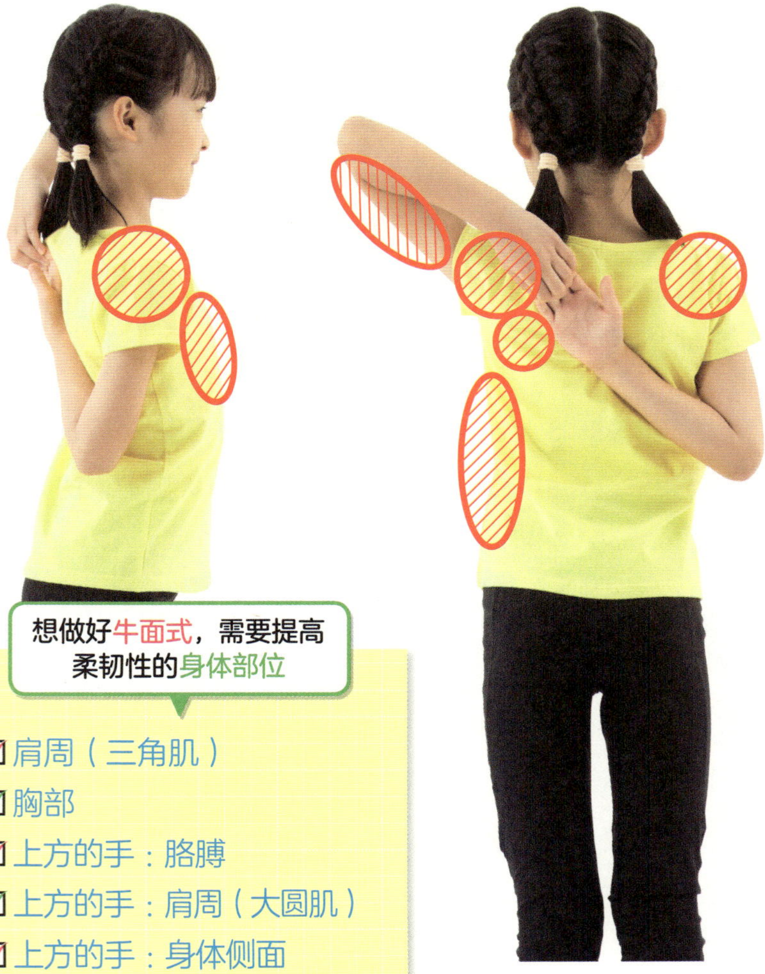

想做好牛面式，需要提高柔韧性的身体部位

- ☑ 肩周（三角肌）
- ☑ 胸部
- ☑ 上方的手：胳膊
- ☑ 上方的手：肩周（大圆肌）
- ☑ 上方的手：身体侧面

柔韧性训练步骤

1 肩周（三角肌）拉伸 ▶ 第 52 页

⇩

2 肩周（大圆肌）拉伸 ▶ 第 55 页

⇩

3 手臂拉伸 ▶ 第 58 页

⇩

4 胸部拉伸 ▶ 第 68 页

⇩

5 身体侧面拉伸 ▶ 第 64 页

先改变平时的姿势和动作，再对上半身进行拉伸

无法完成牛面式主要有两种情况：一是无论哪只手在上面都做不到；二是上面的手和下面的手交换之后做不到。

完全做不到的人，其肩周、胸部、手臂、身体侧面等上半身的几乎所有部位都比较僵硬。一直维持驼背或肩膀前倾的姿势，会导致这些部位变僵硬。建议平时多注意自己的姿势，然后再对各个部位进行拉伸。

交换手后做不到的人，请对上方的手臂和身体侧面，以及下方手臂的肩周（大圆肌）做拉伸。平时在用毛巾搓洗后背时，可以有意识地交换上下手的方向。这样也可以减少左右手柔韧性的差距。

高阶体式

No.1

令所有人都向往的超人气姿势

搬旁腿

搬旁腿是很多人都想要尝试的体式之一。做这个体式时，可以将一条腿搬向身体侧后方，同时另一侧的手臂向上举起。除了芭蕾和啦啦操以外，器械体操的地面技术动作中也经常可以看到这个体式。练习这个体式还可以提升格斗技术中高踢腿的完成度。

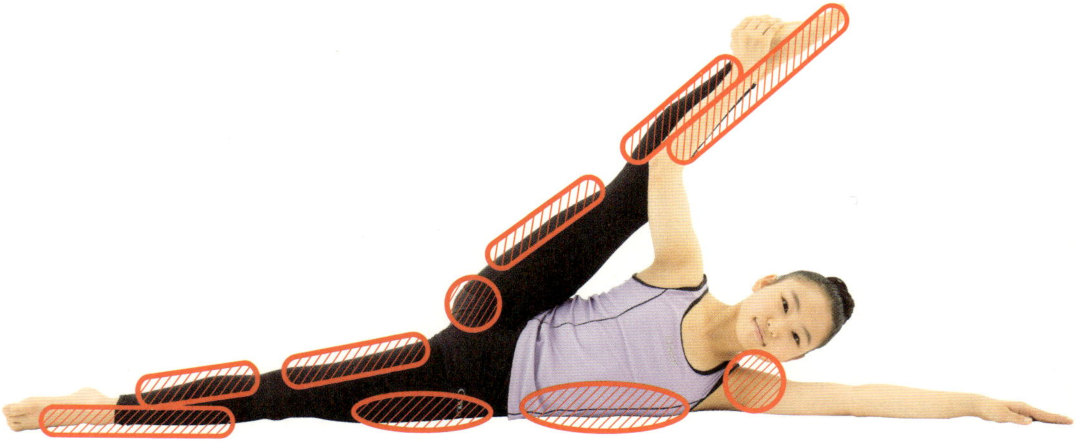

想做好搬旁腿，需要提高柔韧性的身体部位

- ☑ 大腿外侧
- ☑ 大腿后侧
- ☑ 小腿后侧
- ☑ 小腿前侧、脚尖
- ☑ 抬起的腿：臀部
- ☑ 贴地的一侧：肩周（大圆肌）
- ☑ 贴地的一侧：身体侧面
- ☑ 贴地的腿：大腿内侧

柔韧性训练步骤

先记住侧躺时拉伸身体侧面的感觉，习惯后再站起来尝试

做搬旁腿时，最令人头痛的是将手举起来后，直立腿的膝盖会弯曲。这个问题可以通过提高直立侧的身体侧面，以及肩周（大圆肌）的柔韧性来解决。躺着做这个动作，不仅可以防止摔倒，还可以有效拉伸身体侧面。对于上方抬起的腿，则需要提高臀部和大腿后侧的柔韧性。将脚稍微往后偏一点，可以提高髋关节的灵活性，做搬旁腿时也会更加轻松。

可以在侧躺时做这个体式，也可以站立时做。如果身体难以维持平衡，可以倚靠墙壁等支撑物完成。等习惯后再撤掉支撑物。第100页介绍了搬旁腿练习的具体方法。

挺胸的姿势像鸽子

鸽子式

将一条腿弯曲，另一条腿向后伸展，然后上半身后仰，用臂弯去勾住后方的脚背。做这个体式时，需要全身都具有良好的柔韧性，尤其是支撑整个体式的大腿和脚踝。

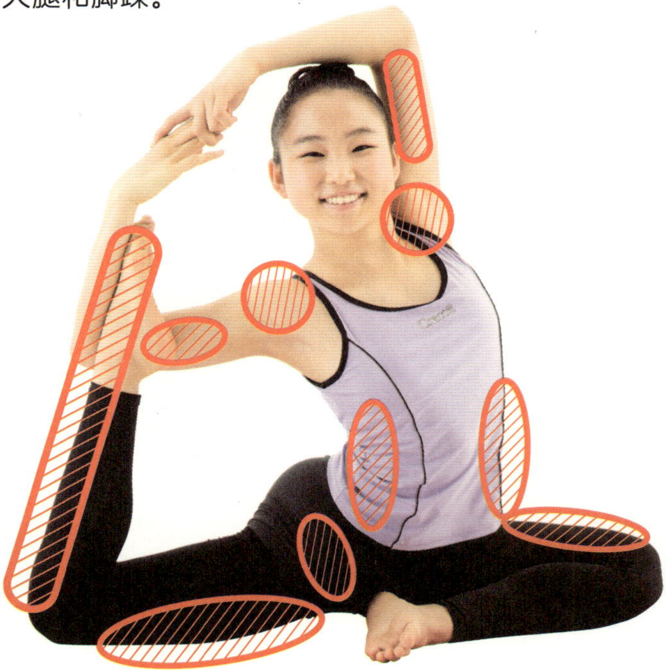

想做好鸽子式，需要提高柔韧性的身体部位

- ☑前面的腿：臀部
- ☑前面的腿：大腿外侧
- ☑后面的腿：大腿根部
- ☑后面的腿：大腿前侧
- ☑后面的腿：小腿前侧、脚尖
- ☑肩周（大圆肌）
- ☑手臂
- ☑身体侧面
- ☑背部

柔韧性训练步骤

1. 大腿前侧拉伸 ▶ 第 74 页
2. 大腿根部拉伸 ▶ 第 92 页
3. 大腿外侧拉伸 ▶ 第 82 页
4. 臀部拉伸 ▶ 第 71 页
5. 小腿前侧、脚尖拉伸 ▶ 第 94 页
6. 身体侧面拉伸 ▶ 第 64 页
7. 肩周（大圆肌）拉伸 ▶ 第 55 页
8. 手臂拉伸 ▶ 第 58 页
9. 背部拉伸 ▶ 第 62 页
10. 鸽子式练习 ▶ 第 102 页

通过充分的拉伸，提高大腿和脚踝的柔韧性

鸽子式和眼镜蛇式相似，想做好这个体式，大腿前侧、外侧、根部的柔韧性尤其重要。提高后面一条腿的大腿前侧和根部的柔韧性，有助于上半身后仰，让臂弯更容易勾住脚背。用臂弯勾住脚背的动作需要肩周（大圆肌）、手臂和背部具有良好的柔韧性。

另外，做这个姿势时，如果前面一条腿的脚踝容易离开地面，需要对前面一条腿的大腿外侧和臀部进行拉伸。

强行做这个体式可能会造成腰痛。建议在做这个体式之前，先按照上面的柔韧性训练步骤进行充分的拉伸，然后分阶段进行练习。鸽子式的练习方法在第102页。

高阶体式

No.3

艺术性运动项目的必备体式

竖劈腿

竖劈腿是将双腿一前一后打开，同时保持上半身直立的体式，也叫做“竖劈叉”“一字马”。这个体式前后腿拉伸的部位正好相反，前腿拉伸的是整个大腿后侧，而后腿拉伸的是整个大腿前侧。做这个体式时，脚踝和臀部在内的整个下半身的柔韧性非常重要。

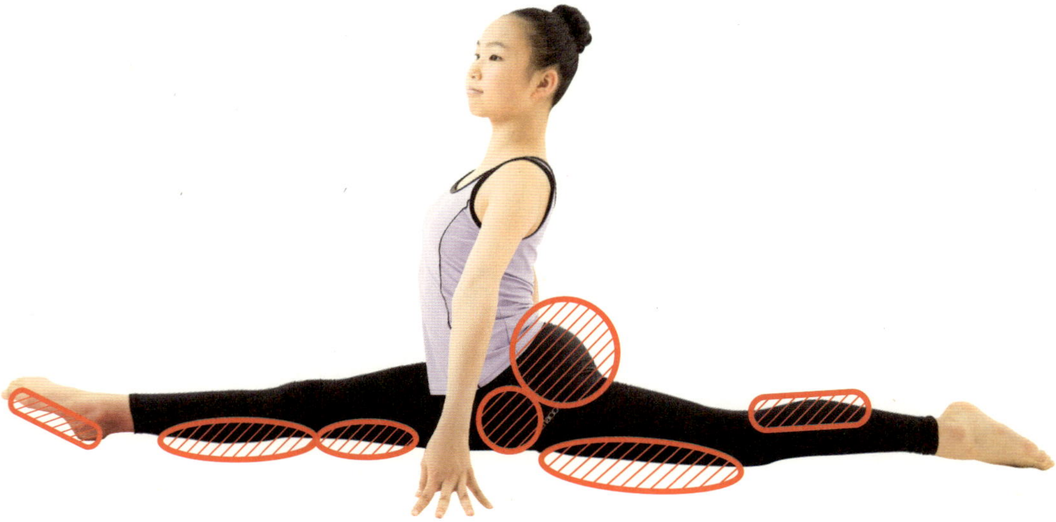

想做好竖劈腿，需要提高柔韧性的身体部位

- ☑ 前面的腿：大腿后侧
- ☑ 前面的腿：小腿后侧
- ☑ 前面的腿：臀部
- ☑ 前面的腿：脚底
- ☑ 后面的腿：大腿前侧
- ☑ 后面的腿：小腿后侧
- ☑ 后面的腿：大腿根部

柔韧性训练步骤

1 大腿后侧拉伸 ▶ 第 78 页

2 小腿后侧拉伸 ▶ 第 88 页

3 臀部拉伸 ▶ 第 71 页

4 脚底拉伸 ▶ 第 97 页

5 大腿前侧拉伸 ▶ 第 74 页

6 大腿根部拉伸 ▶ 第 92 页

7 大腿外侧拉伸 ▶ 第 82 页

通过对下半身前后侧进行拉伸，提高所有部位的柔韧性

做这个体式时，如果前腿的膝盖弯曲，或脚踝无法与地面贴合，建议提高前腿大腿后侧、小腿后侧和臀部的柔韧性。如果腰部不能朝前，肚脐和前腿朝向无法在一条直线上，则应提高后腿大腿前侧、大腿根部的柔韧性。

做竖劈腿时，两条腿的肌肉活动是完全相反的。要想前后换腿时轻松自如，就必须对每个部位进行充分的拉伸，均衡地提高各个部位的柔韧性。

做这个动作时，脚底如果足够柔软，脚尖就可以绷直，前腿的小腿前侧和脚背也能在一条直线上，显得整条腿又长又好看。

高阶体式

No.4

柔软姿势的巅峰！

贝尔曼

将一条腿向后抬起，然后用手握住，挺胸后仰。这个体式是本书中难度最高的，也叫做“搬后腿”“蜡烛式”“指针”。完成这个体式不仅需要全身的肌肉都具有良好的柔韧性，还需要足够的肌肉力量来维持平衡，稳定各个关节。

想做好贝尔曼，需要提高柔韧性的身体部位

- ☑ 肩周（大圆肌）
- ☑ 手臂
- ☑ 胸部
- ☑ 身体侧面
- ☑ 抬起的腿：大腿前侧
- ☑ 抬起的腿：大腿外侧
- ☑ 抬起的腿：大腿根部
- ☑ 抬起的腿：小腿前侧、脚尖
- ☑ 直立的腿：大腿后侧
- ☑ 直立的腿：小腿后侧
- ☑ 直立的腿：臀部
- ☑ 直立的腿：脚底

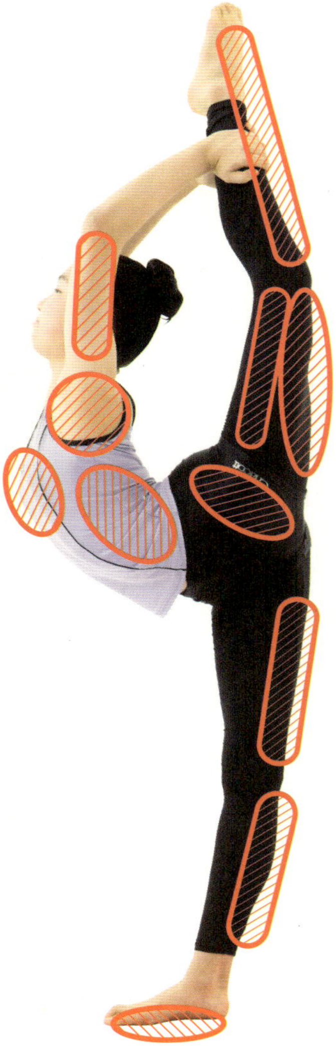

柔韧性训练步骤

建议学会舞者式、鸽子式、竖劈腿后再挑战贝尔曼

贝尔曼就像立位的竖劈腿，外加挺胸后仰。伸展抬起那条腿的膝盖时，如果只顾着伸展膝盖，整个身体就会被向后牵引，导致摔倒。因此，将腿向上抬起时，需要平衡好伸展膝盖的力量和伸展手臂的力量。手的握法和轮式（第30页）一样，因此肩周、手臂、胸部的柔韧性很重要。

请分阶段练习舞者式（第36页）、鸽子式（第42页）和竖劈腿（第44页）。等这几个体式全都掌握后，再挑战贝尔曼。贝尔曼的练习方法在第104页。

开始拉伸！

身体各部位的拉伸方法

接下来就要正式学习拉伸了。我会介绍身体每个部位的拉伸方法，请按照柔韧性训练步骤逐一尝试！如果想更直观地了解具体的练习方法，请扫描二维码观看真人高清演示视频。

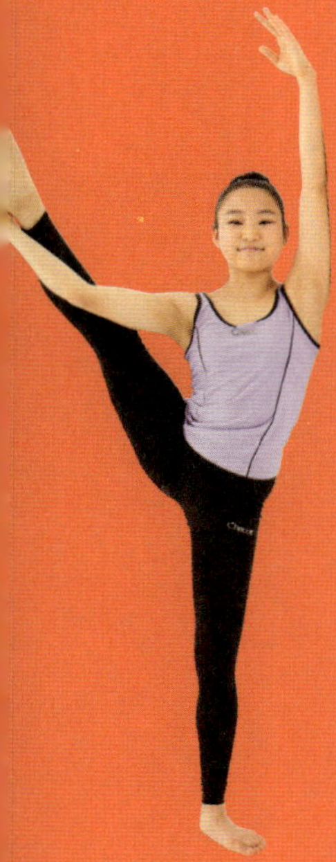

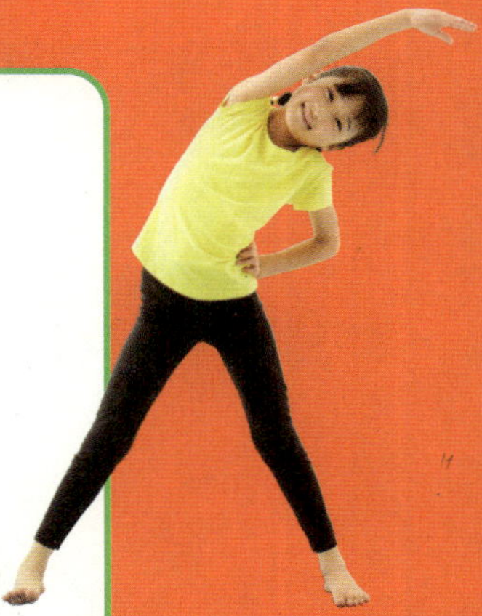

拉伸一览表

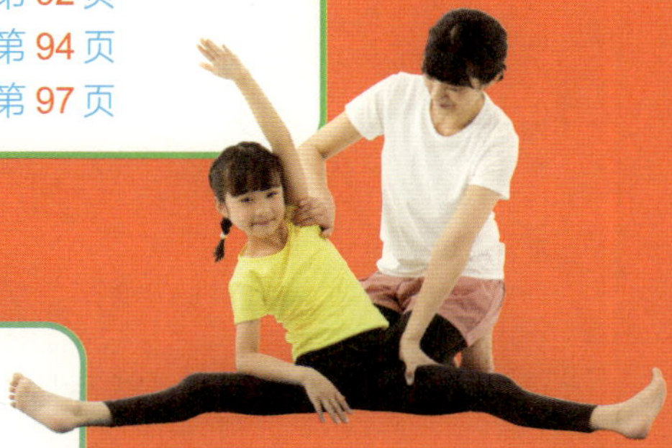

高阶体式练习方法一览表

颈部拉伸

胸锁乳突肌

斜方肌

胸锁乳突肌是从颈部前侧延伸至侧面的肌肉，斜方肌是从颈部后侧延伸至背部的肌肉。这两块肌肉支撑着沉重的头部，容易紧张变得僵硬，建议平时多做颈部拉伸，维持它们的柔韧性。

需要颈部柔韧性好的体式

- 前屈式 ▶第 16 页
- 桥式 ▶第 24 页

筋膜方式的颈部拉伸

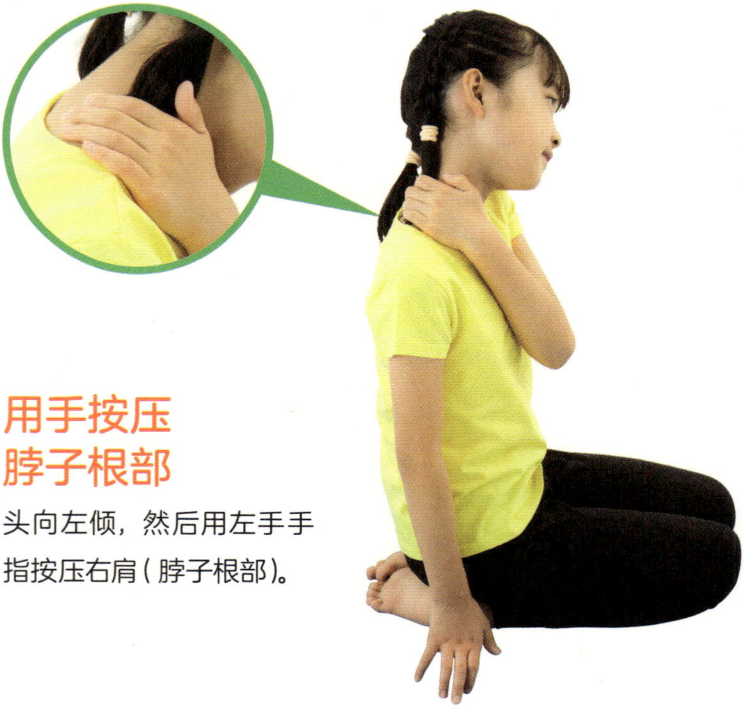

1 用手按压脖子根部

头向左倾，然后用左手手指按压右肩（脖子根部）。

2 前后大幅摆动手臂

维持脖子右侧的拉伸感，同时缓慢地前后大幅摆动右手臂。

来回20次

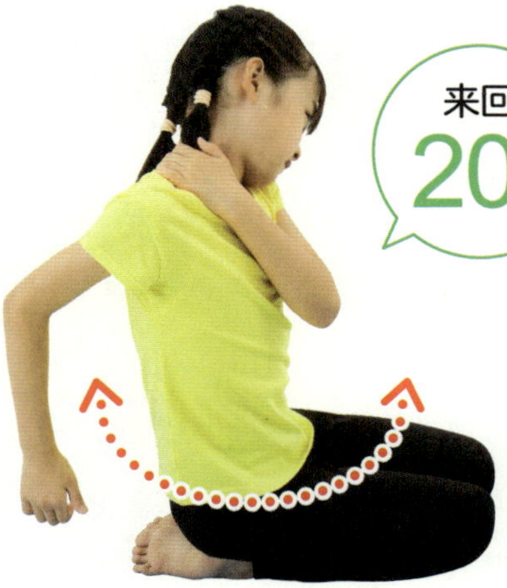

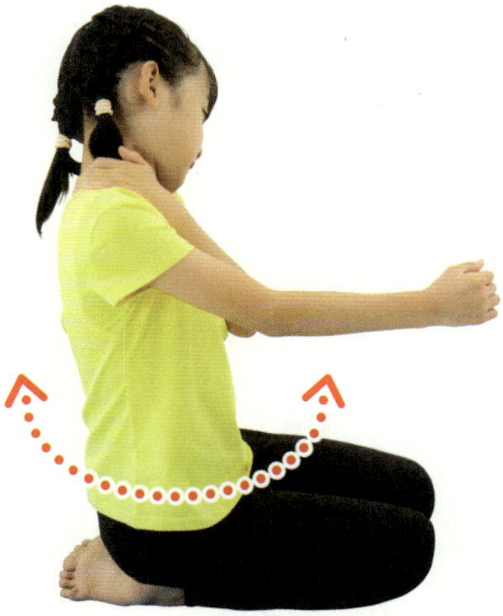

3 摆动手臂，换另一侧做同样的动作

来回摆动 20 次，调整右肩位置，保证双肩成一条直线。然后换另一侧进行同样的拉伸。

亲子拉伸

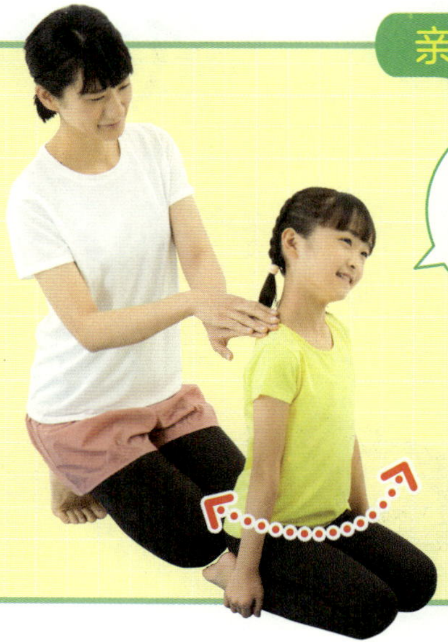

来回20次

家长双手交叠，按压孩子的肩膀（脖子根部）。注意要用指腹按压，而不是指甲。力度要适中，不要让孩子感觉疼痛。让孩子将头侧向另一侧的斜前方，同时缓慢地前后大幅摆动手臂 20 次。

肩周（三角肌）拉伸

三角肌

三角肌位于肩膀外侧，覆盖面积较大。举手、前后摆动手臂、展开双臂等各种动作都和三角肌有关。提高三角肌的柔韧性可以让轮式、跷跷板式等体式做起来更轻松。以下就从筋膜和脑科学两个方面来介绍三角肌的拉伸方法。

需要肩周（三角肌）柔韧性好的体式

- 轮式 ►第 30 页
- 跷跷板式 ►第 32 页
- 半鱼王式 ►第 34 页
- 牛面式 ►第 38 页

筋膜方式的肩周（三角肌）拉伸

1 用手抓住肩膀外侧

用右手紧握位于左肩外侧的三角肌。

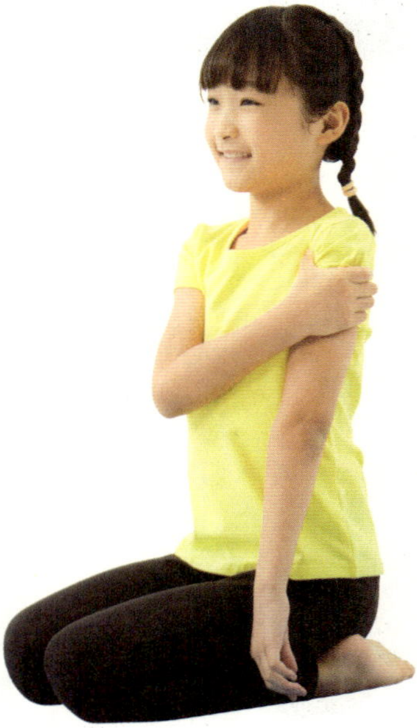

2 大幅摆动左臂，同时右手的握力不要松懈

缓慢地前后大幅摆动左臂，同时右手的握力不要松懈。

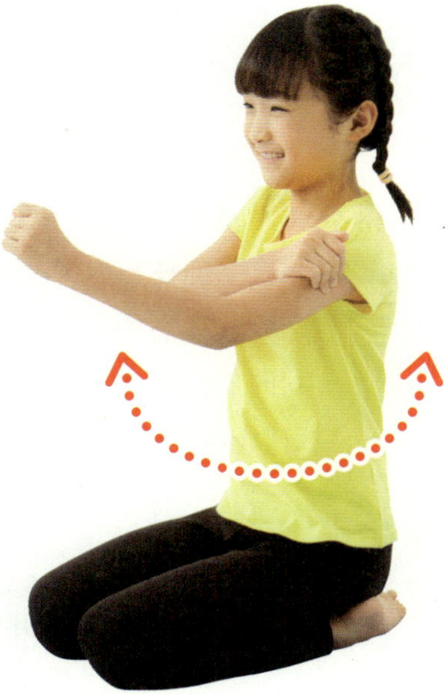

来回
20次

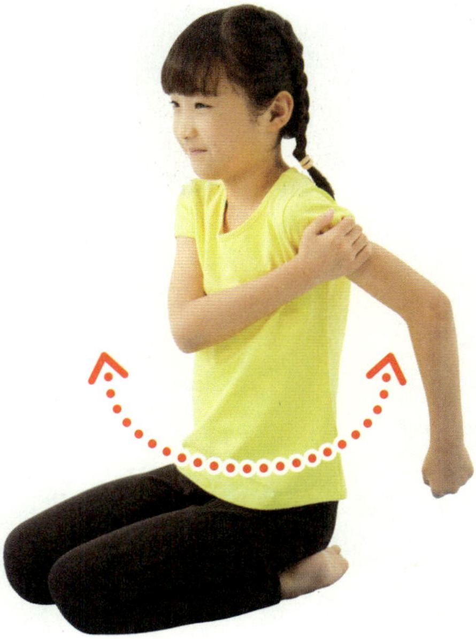

3 摆动手臂，换另一侧做同样的动作

维持肩膀外侧的拉伸感，来回摆动左臂 20 次。换另一侧，重复相同的动作。

脑科学方式的肩周（三角肌）拉伸

1 用另一侧的手拉拽，用肩膀的力量抵抗

用左手抓住右上臂，使其靠向胸前，然后用左手拉拽右臂，同时右肩用力抵抗。抵抗时，可以默数 3 秒。

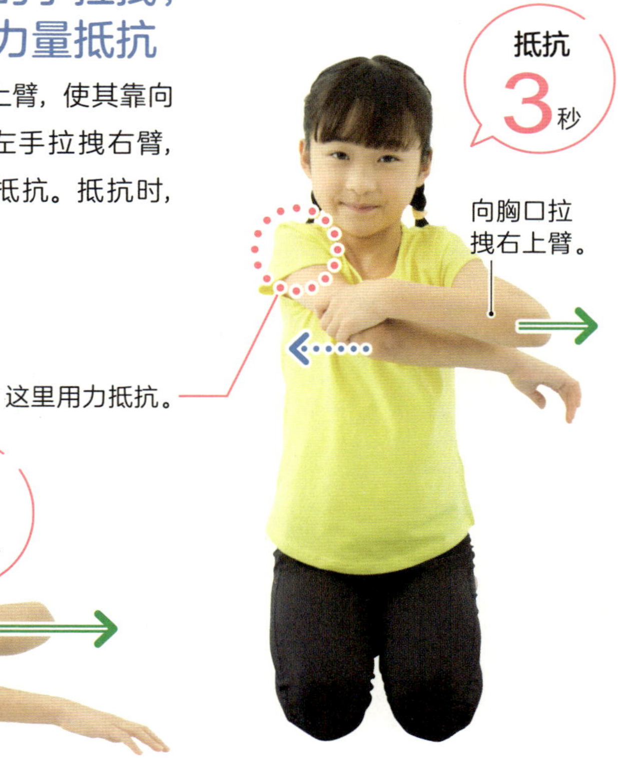

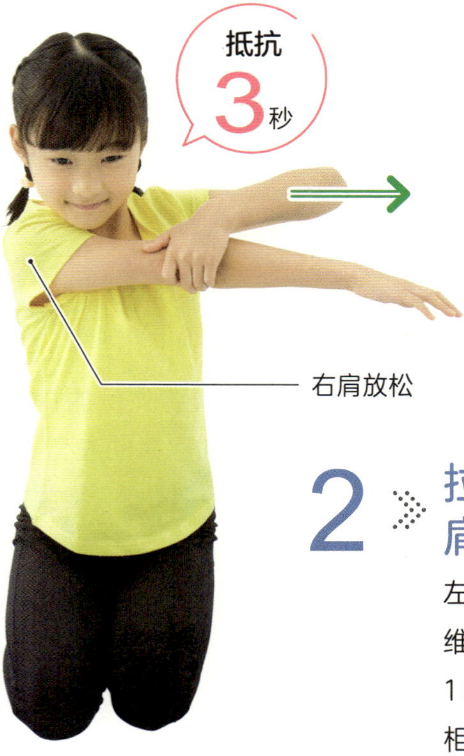

2 拉拽的力气不要松懈，肩膀放松，停止抵抗

左手继续拉拽，同时右肩停止抵抗。维持这种状态，默数 3 秒。1 和 2 为 1 组，做 3 组。换另外一只手，重复相同的动作。

肩周（大圆肌）拉伸

大圆肌

前锯肌

大圆肌是连接肩胛骨和手臂的肌肉，前锯肌是连接胸部和肩胛骨的肌肉，均位于腋下一带。它们都和肩胛骨的活动相关，影响肩膀和手臂的活动。练习各种经典体式、高阶体式时，都要求这个部位具有良好的柔韧性。

需要肩周（大圆肌）柔韧性好的体式

- 桥式 ►第 24 页
- 轮式 ►第 30 页
- 跷跷板式 ►第 32 页
- 舞者式 ►第 36 页
- 牛面式 ►第 38 页
- 搬旁腿 ►第 40 页
- 鸽子式 ►第 42 页
- 贝尔曼 ►第 46 页

筋膜方式的肩周（大圆肌）拉伸

1 将泡沫轴放在腋下

侧躺，弯曲膝盖。将泡沫轴放在右腋下方。右手向前伸展，左手轻轻着地，支撑身体。

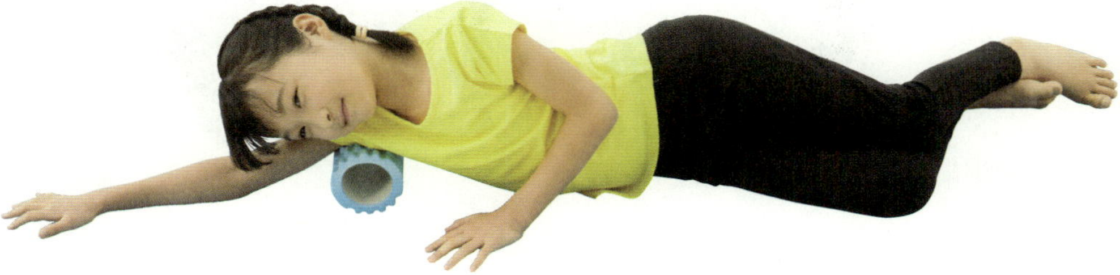

2 慢慢地前后滚动上半身

将上半身靠在泡沫轴上缓慢地前后滚动，每次保持3秒左右。请感受一下右腋下方的拉伸。

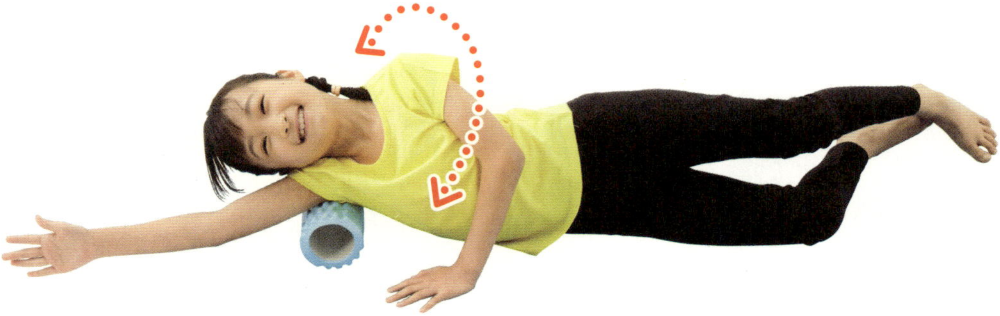

3 将手肘抬离地面进行

上半身前后滚动 20 次后，将双手举过头顶，确认一下右手肘是不是伸得更直了，举手是不是变得更容易了。然后，换另外一只手，重复相同的动作。另外，手肘悬空做这个动作，可以获得更好的拉伸效果。

来回
20次

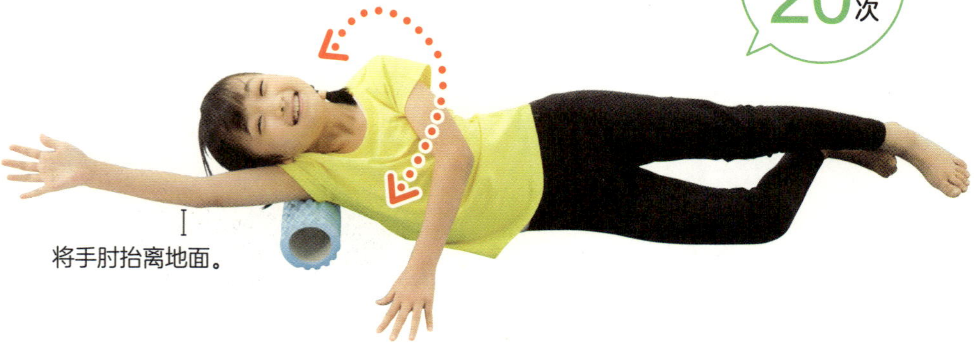

将手肘抬离地面。

脑科学方式的肩周（大圆肌）拉伸

1 用另一侧的手拉拽，肩膀用力向下抵抗

将双手置于脑后，左手抓住右手手肘，向左拉拽。此时，右肩向斜下方用力抵抗，可默数 3 秒。

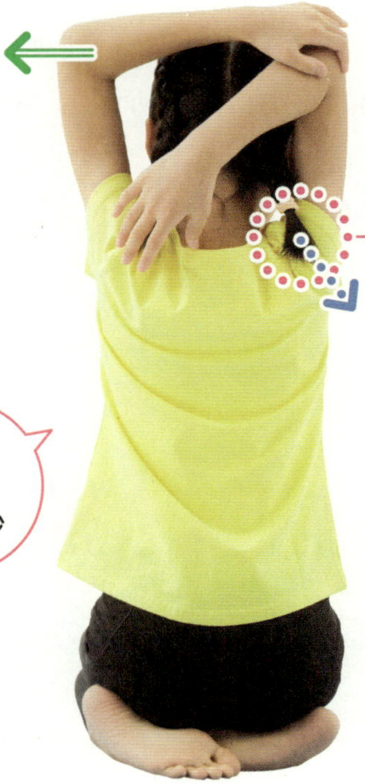

抵抗 3 秒

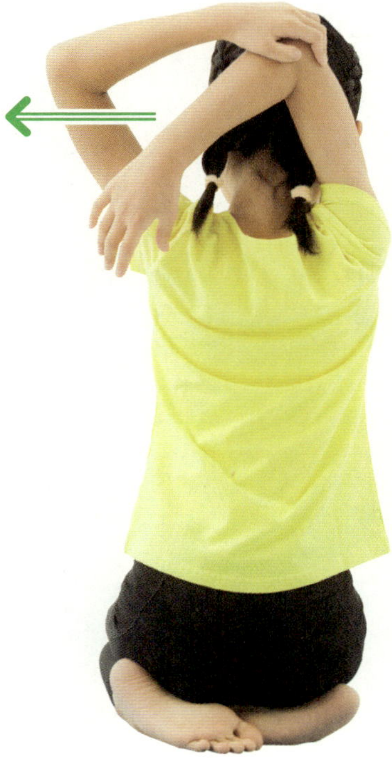

放松 3 秒

2 拉拽的力气不要松，肩膀放松，停止抵抗

左手继续拉拽，同时右肩停止抵抗。维持这种状态，默数 3 秒。1 和 2 为一组，做 3 组。换另外一只手，重复相同的动作。

手臂拉伸

肱二头肌　肱桡肌
肱三头肌　大胸肌

肱二头肌具有弯曲手肘的功能，位于手臂内侧的肱三头肌具有伸展手肘的功能，而肱桡肌具有弯曲手肘、扭转下臂的功能。伸展手臂，或抓住腿部将其拉近身体时，需要手臂具有良好的柔韧性。

需要手臂柔韧性好的体式

- 眼镜蛇式 ▶第 18 页
- 轮式 ▶第 30 页
- 舞者式 ▶第 36 页
- 牛面式 ▶第 38 页
- 鸽子式 ▶第 42 页
- 贝尔曼 ▶第 46 页

筋膜方式的手臂拉伸

1 将上臂放在泡沫轴上

仰卧，将右上臂的外侧放在泡沫轴上。

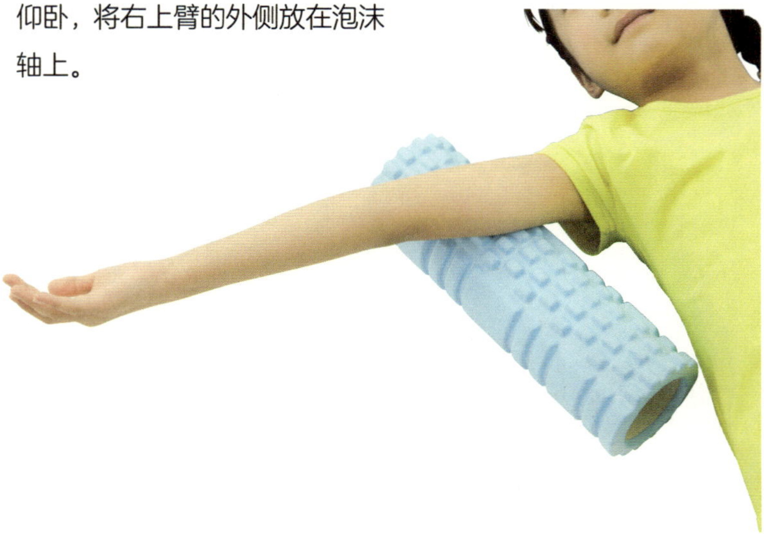

2 翻转手心，滚动手臂

翻转手心，让手臂在泡沫轴上滚动。慢慢地来回翻转 20 次，每次 3 秒。换另外一只手臂，重复相同的动作。

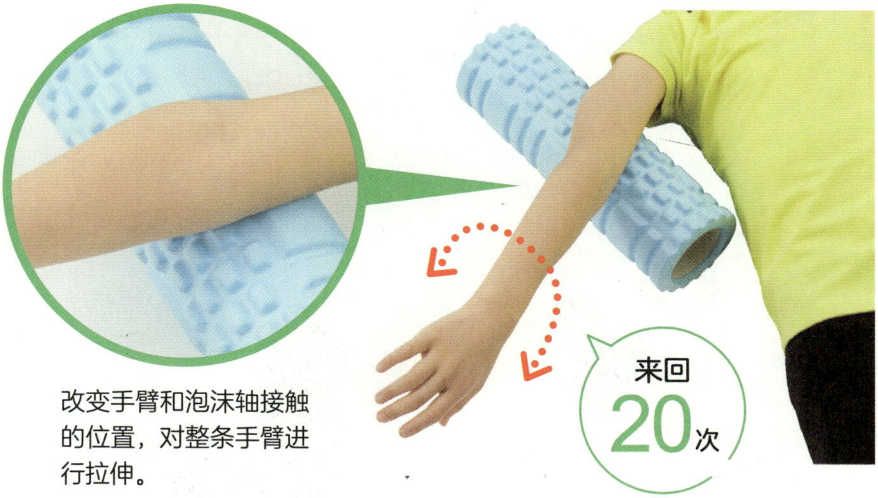

改变手臂和泡沫轴接触的位置，对整条手臂进行拉伸。

亲子拉伸

家长跪坐在孩子旁边，把孩子的手臂放到自己的大腿上。然后将双手轻轻放在孩子的手臂上，慢慢地前后滚动手臂 20 次，一次 3 秒。注意：按压力度过大或滚动速度过快会让孩子感觉疼痛。

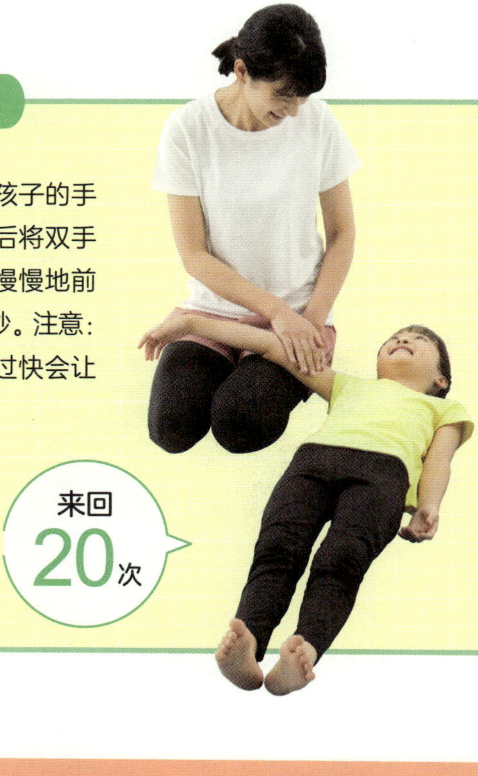

脑科学方式的手臂拉伸

1 手臂用力，防止身体在重力的作用下下滑

将毛巾或瑜伽垫等卷起来铺在椅子上，然后双手抱臂放在上面，同时将头部置于手臂下方。注意手臂需用力，以防头部和上半身因为重力而向下滑落。抵抗时，默数 3 秒。

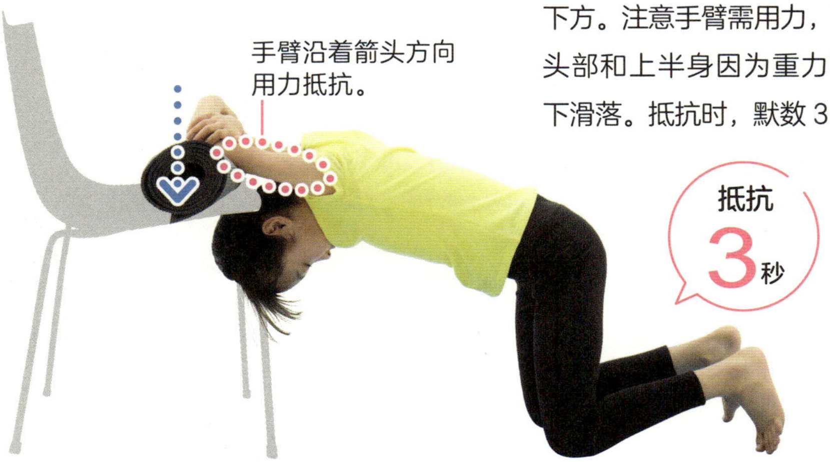
手臂沿着箭头方向用力抵抗。
抵抗
3秒

2 手臂不要用力，放松

手臂停止抵抗。维持这种状态，默数 3 秒。1 和 2 为一组，做 3 组。

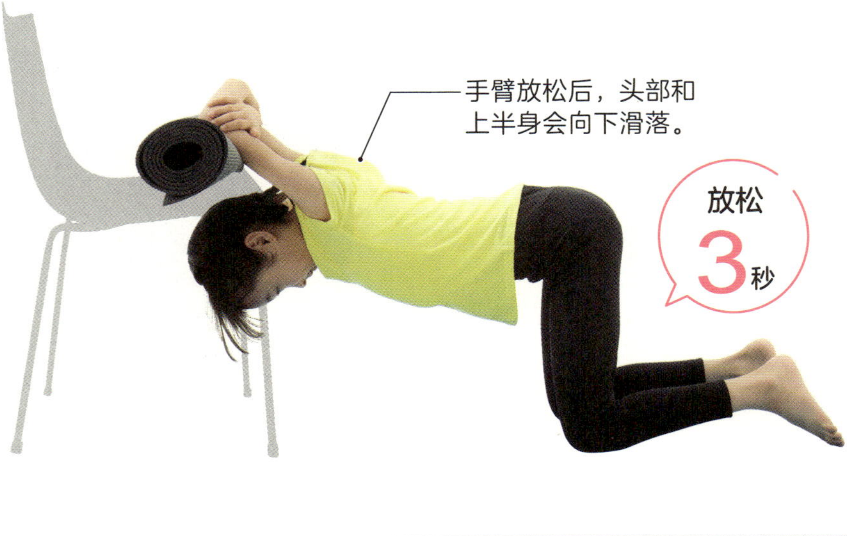
手臂放松后，头部和上半身会向下滑落。
放松
3秒

亲子拉伸

让孩子做出 1 的姿势，家长把双手放在孩子的肩胛骨附近，轻轻按压其背部，同时让孩子的手臂和背部用力抵抗。默数 3 秒。然后停止抵抗，再默数 3 秒。重复 3 次。

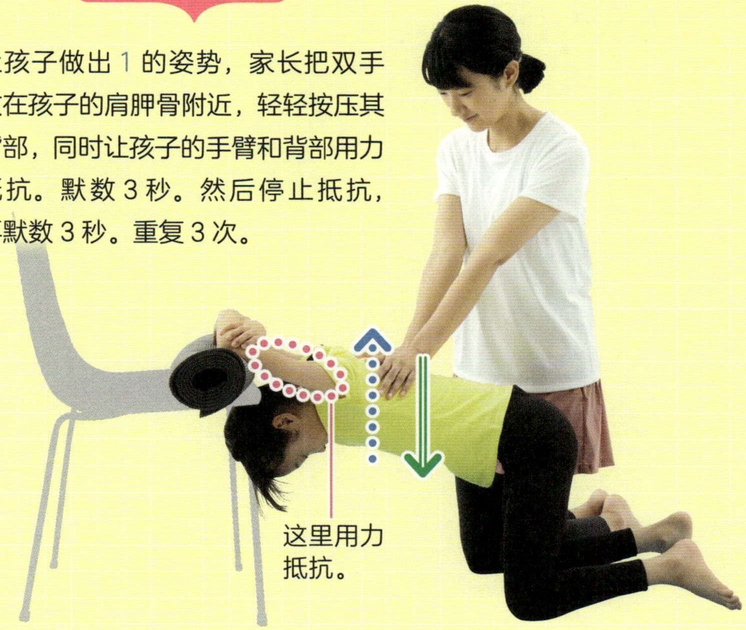

将手放在孩子腰部按压，可能会伤到腰部。而且，按压背部时，如果力气太大，可能会使肩膀脱臼，家长一定要控制好力度。

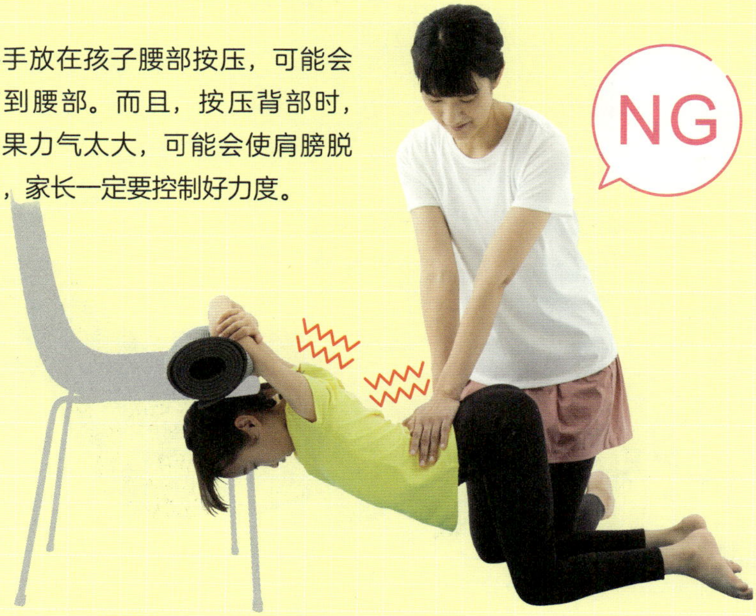

背部拉伸

广背肌

竖脊肌

广背肌位于背部，覆盖面积非常大。竖脊肌控制着人体的姿势。这两块肌肉的柔韧性会影响体式的美观性。如果通过拉伸提高背部肌肉的柔韧性，做前屈式等伸展背部的动作自不必说，就连做眼镜蛇式等后仰的动作也会变得轻松很多。

需要背部柔韧性好的体式

- 前屈式 ▶第 16 页
- 眼镜蛇式 ▶第 18 页
- 蝴蝶式 ▶第 22 页
- 桥式 ▶第 24 页
- 横劈腿 ▶第 26 页
- 跷跷板式 ▶第 32 页
- 半鱼王式 ▶第 34 页
- 鸽子式 ▶第 42 页

筋膜方式的背部拉伸

1 仰卧，背部靠在泡沫轴上

仰卧，将背部靠在泡沫轴上。同时弯曲膝盖，并将双手举过头顶。

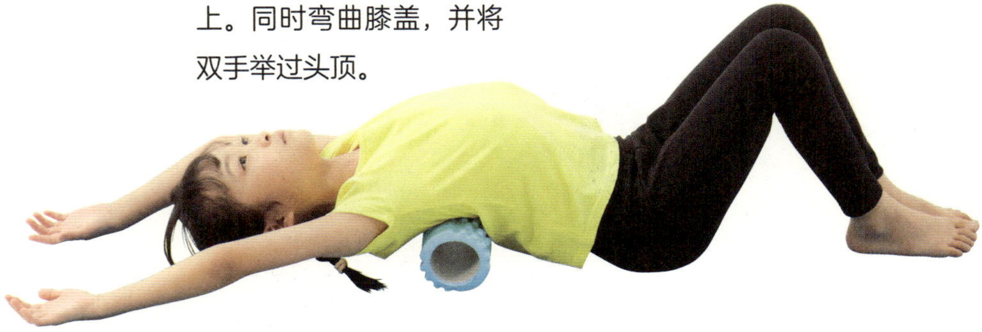

2 膝盖向左或向右倾倒，同时滚动背部

来回 20 次

将膝盖弯曲，并左右倾倒，让背部在泡沫轴上滚动。倾倒时，速度要慢，每次约 3 秒。倾倒后身体先不要动，维持该状态 5 秒。来回滚动 20 次。换另一侧，重复相同的动作。

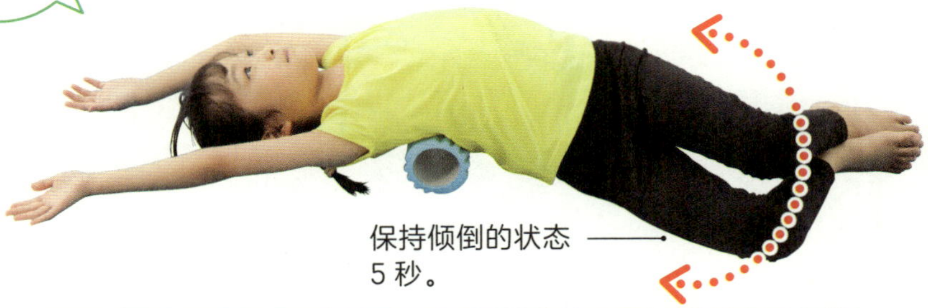

如果背部感觉疼痛，可以将手臂放下来

双手举过头顶时，如果背部有强烈的疼痛感，可以将手臂放置于身体两侧，再进行拉伸。

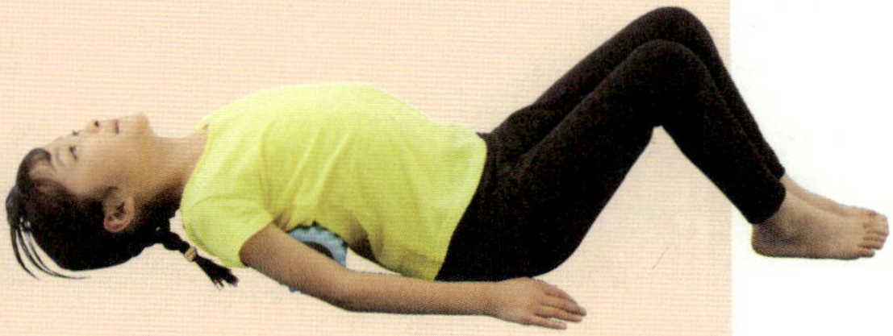

亲子拉伸

让孩子俯卧，家长用手心轻轻按揉孩子的背部。也可以用大拇指根部按揉。每次 30 秒左右。

按揉 30 秒

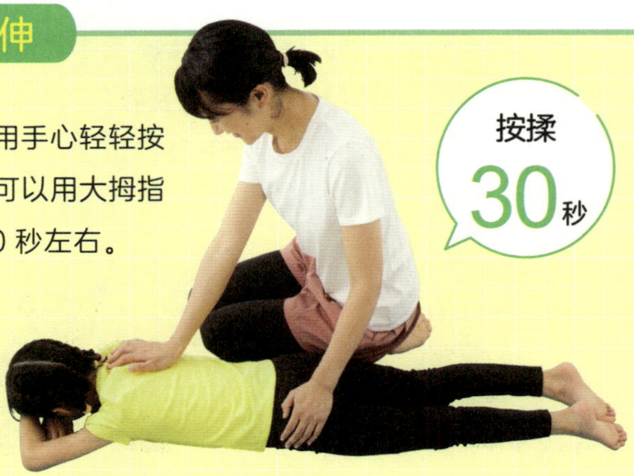

身体侧面拉伸

腹斜肌

腹斜肌位于身体侧面（腹部旁边），扭转身体、向前或向左右倾倒身体、从趴着的状态挺起上半身时，都会用到这块肌肉。如果腹斜肌僵硬，做搬旁腿等高阶体式就会非常困难，因此对腹斜肌进行拉伸，提高其柔韧性很有必要。

需要身体侧面柔韧性好的体式

- 横劈腿 ►第 26 页
- 半鱼王式 ►第 34 页
- 牛面式 ►第 38 页
- 搬旁腿 ►第 40 页
- 鸽子式 ►第 42 页
- 贝尔曼 ►第 46 页

筋膜方式的身体侧面拉伸

1 将毛巾卷成一团，垫在腰部

侧卧，弯曲膝盖。将毛巾卷成一团，垫在右侧腰部。将右手伸直，左手轻轻着地，支撑身体。维持该姿势 30 秒，感受身体侧面被拉伸的感觉。

保持 30 秒

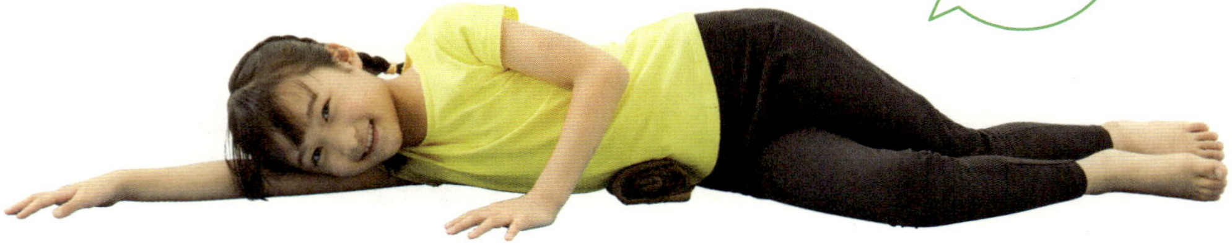

2 将卷成一团的毛巾垫在髋部

改变毛巾的位置，将其放到右侧髋部。维持该姿势 30 秒，感受身体侧面的拉伸。换另一侧，重复 1 和 2 的动作。

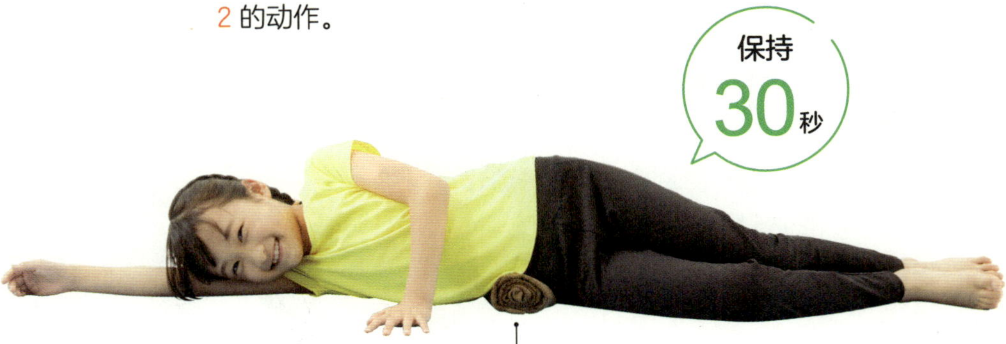

改变毛巾的位置。

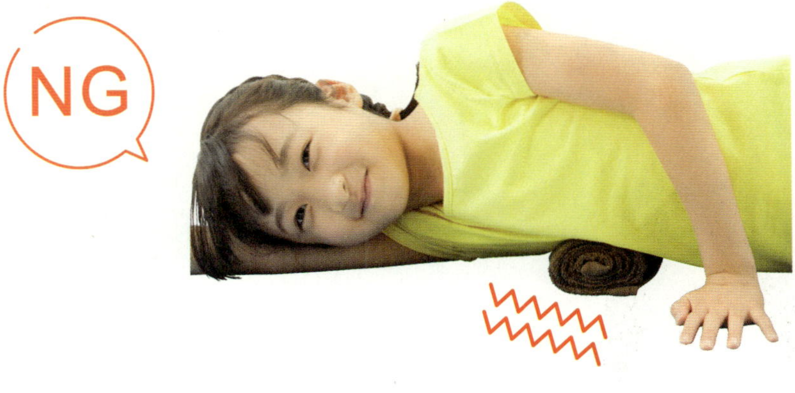

将毛巾垫在肋骨下面会感觉疼痛。拉伸范围应仅限于腰部到髋部之间。

脑科学方式的身体侧面拉伸

1 上半身缓缓倾斜，身体侧面用力抵抗

打开双腿站立，左手叉腰，右手举起，伸向头部的左上方。此时，上半身向左侧倾，同时身体的右侧面发力，进行抵抗。抵抗时，默数 3 下。

这里用力抵抗。

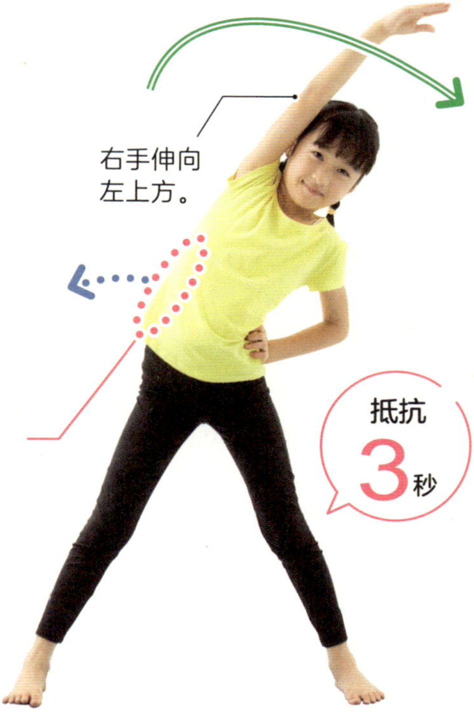

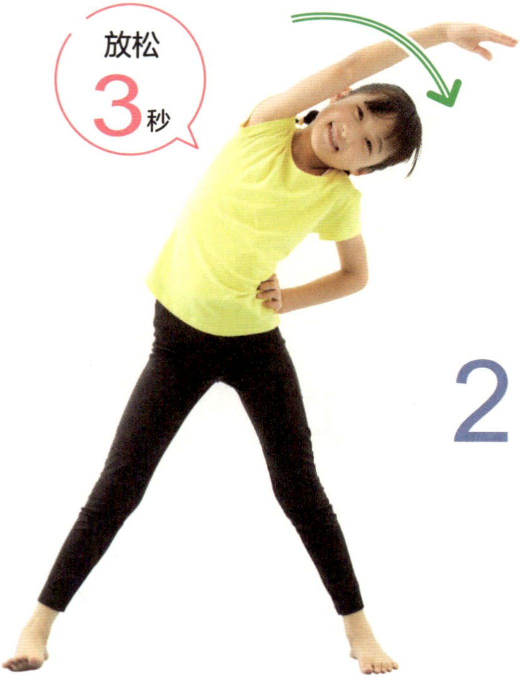

2 身体侧面不要用力，放松

右手动作不变，身体侧面停止抵抗。维持这种状态约 3 秒。1 和 2 为一组，做 3 组。换另一侧，重复相同的动作。

亲子拉伸

①

让孩子坐立，双腿向两侧打开，并将左手举过头顶。家长将左手放在孩子的左腿根部，轻轻按住，防止孩子的左腿膝盖倒向内侧。

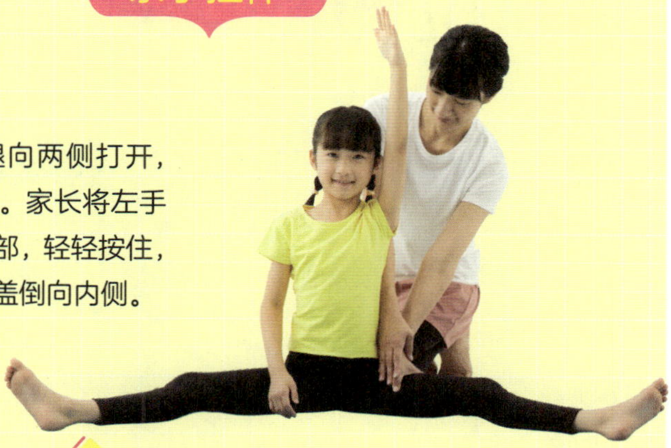

抵抗 3秒

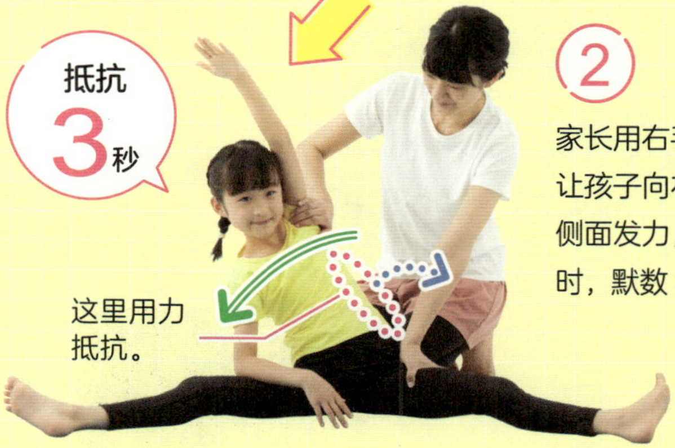

②

家长用右手按压孩子的腋下，让孩子向右倾倒。孩子身体侧面发力，进行抵抗。抵抗时，默数 3 秒。

③

家长继续按压，孩子身体不要用力。放松时，让孩子有意识地将肚脐朝向天花板。维持该状态，默数 3 秒。2 和 3 为一组，做 3 组。换另一侧，重复相同的动作。

放松 3秒

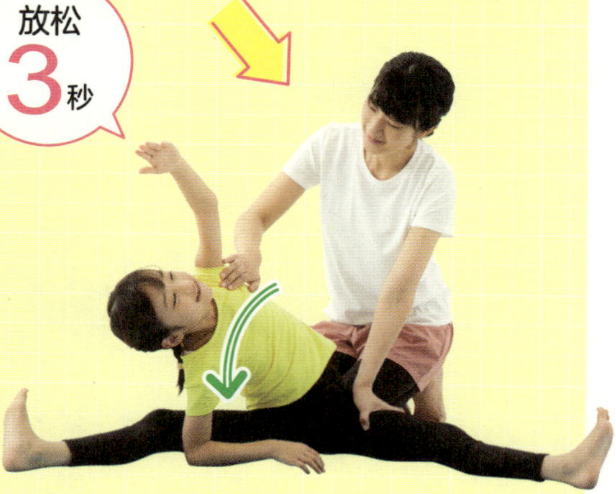

胸部拉伸

胸肌

胸肌面积较大，覆盖了胸部的大部分。强有力的肌肉可以将肩关节向外展开。如果胸肌一直处于紧张的状态，肩部就会变得僵硬，身体便会前倾，形成驼背。因此要想保持优美的姿势，胸部的柔韧性很重要。

需要胸部柔韧性好的体式

- 眼镜蛇式 ►第 18 页
- 轮式 ►第 30 页
- 跷跷板式 ►第 32 页
- 牛面式 ►第 38 页
- 贝尔曼 ►第 46 页

筋膜方式的胸部拉伸

1 用手抓住腋下前侧

用右手抓住左边腋下的前侧。

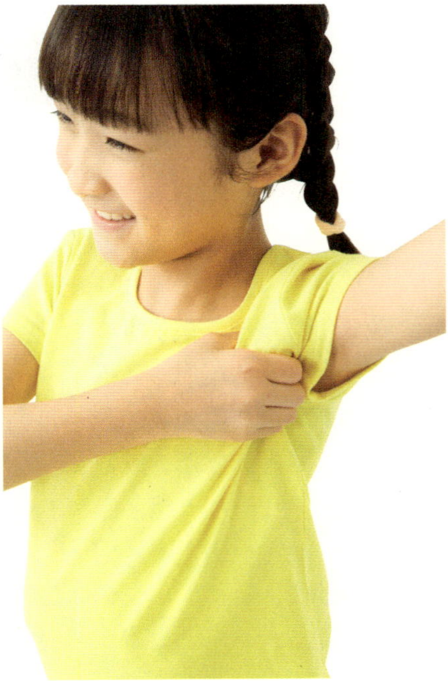

2 慢慢地大幅转动左臂

右手保持抓握不放松，左臂慢慢地大幅向后转动。转动20次。换另一侧，重复相同的动作。

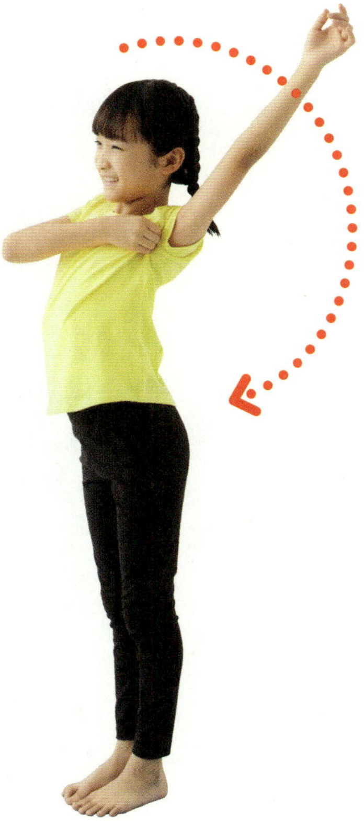

转动
20次

亲子拉伸

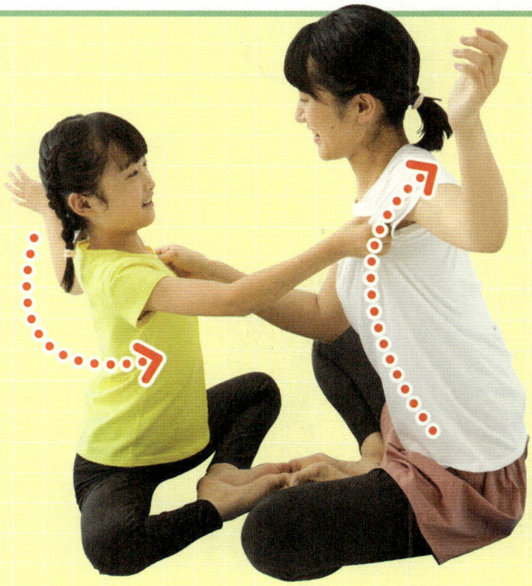

转动
20次

家长和孩子面对面坐下，并用相反的手分别抓住对方的腋下前侧。然后腋下被抓住的那一侧的手臂慢慢地向后大幅转动20次。换另一侧，重复相同的动作。腋下被抓住时，很容易发痒，可以互相调整力度。

脑科学方式的胸部拉伸

1 胸部用力防止身体前倾

侧对墙壁站直，右腿向前迈一步，并让身体向前倾。然后将左手五指并拢，用手掌撑住墙壁。此时，左胸发力抵抗，和手掌一起努力拉回身体。抵抗时，默数 3 秒。

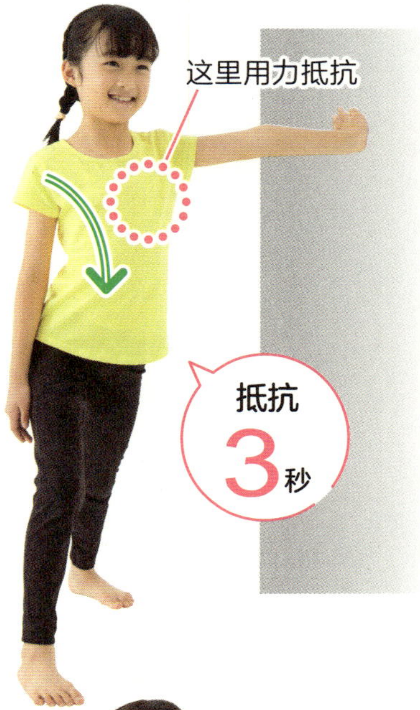

2 手臂放松，让上半身进一步前倾

手臂不要用力，让上半身进一步前倾，维持该状态，默数 3 秒。1 和 2 为一组，做 3 组。换另一侧，重复相同的动作。

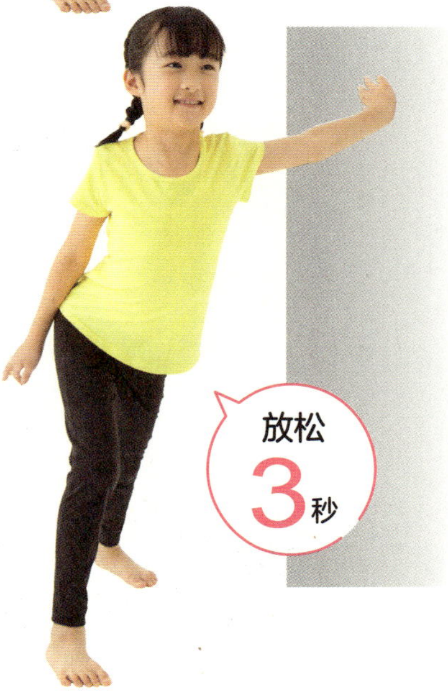

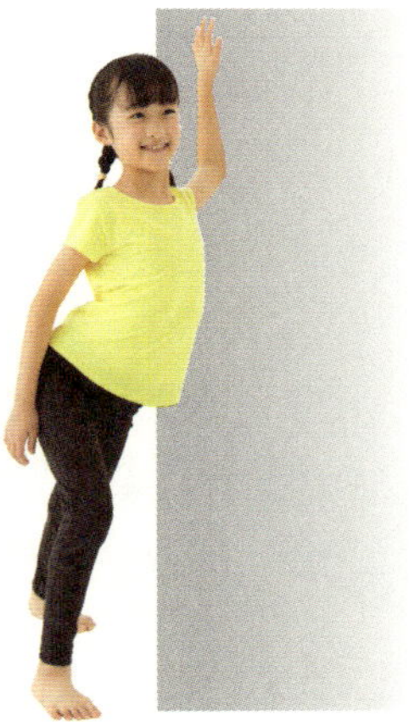

如果身体颤颤巍巍，也可以弯曲膝盖。

臀部拉伸

臀大肌

臀中肌

臀大肌位于臀部表皮下方，臀中肌位于臀大肌的深层。它们与髋关节以及双腿在前后左右各个方向上的活动紧密相关。提高臀部的柔韧性，有助于完成横劈腿、搬旁腿等需要打开双腿的体式。

需要臀部柔韧性好的体式

- 前屈式 ►第 16 页
- 蝴蝶式 ►第 22 页
- 飞机式 ►第 28 页
- 半鱼王式 ►第 34 页
- 舞者式 ►第 36 页
- 搬旁腿 ►第 40 页
- 鸽子式 ►第 42 页
- 竖劈腿 ►第 44 页
- 贝尔曼 ►第 46 页

筋膜方式的臀部拉伸

1 将臀部放在泡沫轴上，前后滚动

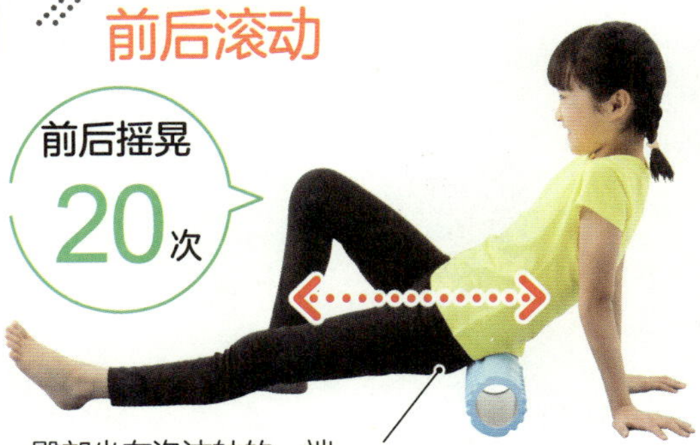

臀部坐在泡沫轴的一端。

将左侧臀部放在泡沫轴的一端，并伸直左腿，弯曲右腿膝盖。将双手放在身后，支撑身体。然后前后来回摇晃身体，使泡沫轴滚动。来回滚动 20 次后，换另一侧，重复相同的动作。

抬起脚后跟，可以做更深层的拉伸

用上述方法进行拉伸时，可以将左腿的脚后跟抬离地面，这样能够拉伸到更深层的筋膜。如果感觉疼痛，就将脚后跟放下来，按照 1 的方法进行拉伸即可。

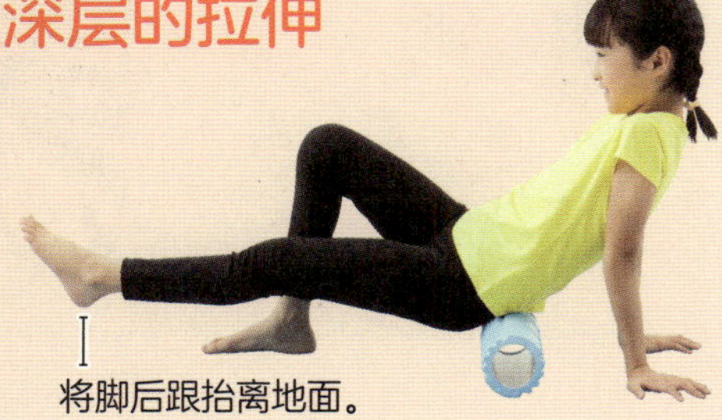
将脚后跟抬离地面。

用手肘支撑地面，可以进一步拉伸更深层的筋膜

手肘撑地，将上半身平躺下来。以这种姿势进行拉伸，可以拉伸到比 2 还要深层的筋膜。如果感觉疼，就不要勉强，按照 1 或 2 的方法进行即可。

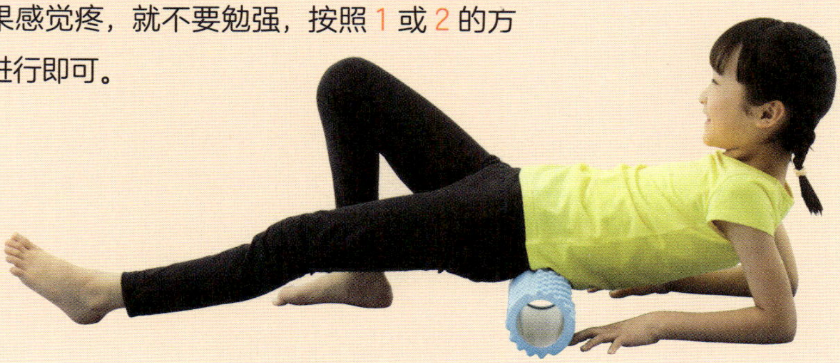

亲子拉伸

让孩子朝右侧躺下，膝盖自然弯曲。将左膝盖向前自然伸出，保持接触地面。家长将左手垫在孩子左膝盖的下方，保护膝盖，然后用右手掌按揉孩子的左侧臀部。也可以用大拇指或小拇指的根部按揉。30 秒后，换另一侧，重复相同的动作。

按揉 30秒

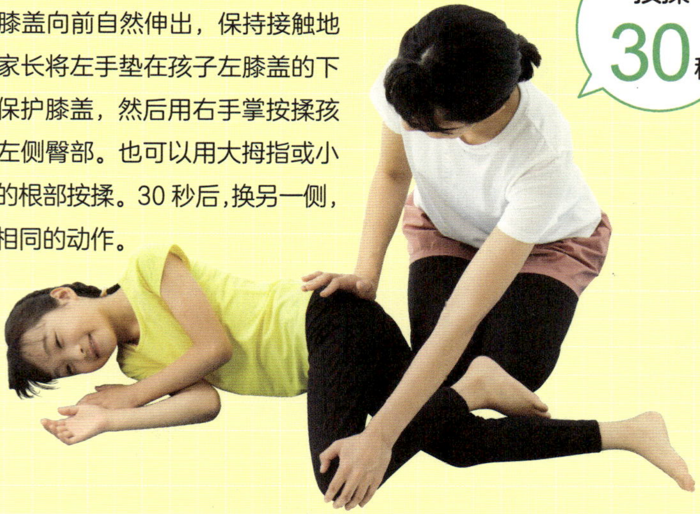

脑科学方式的臀部拉伸

1 将腿拉向身体，臀部用力抵抗

靠墙坐立，并弯曲右膝盖，抬起左腿。让右腿向身体靠拢，同时左侧臀部用力抵抗，尝试让左腿将右腿压回去。抵抗时，默数 3 秒，然后放松。做 3 组。

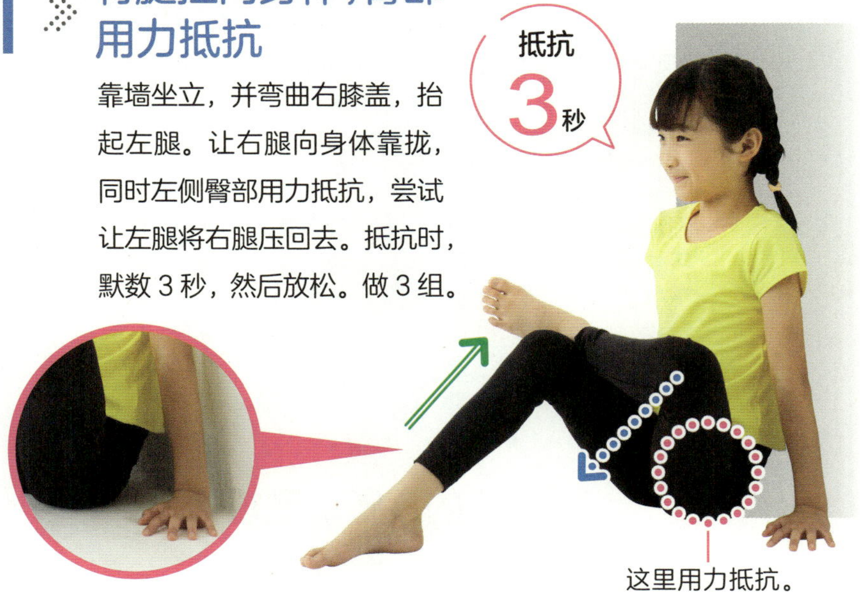

坐立的时候臀部不要紧贴墙壁，保持一点距离。

右腿进一步靠拢，效果更佳

做完 1 后，将右腿往里进一步靠拢，然后重复 1 的动作。这样拉伸效果会进一步加强。

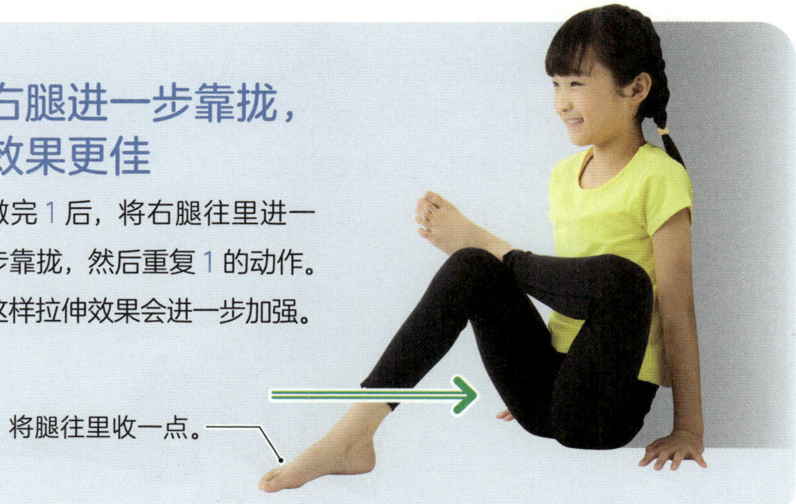

大腿前侧拉伸

股四头肌

股四头肌是位于大腿前侧的4块肌肉的总称，是下半身最大的肌肉群。这部分肌肉的柔韧性会影响竖劈腿、贝尔曼等需要前后开腿的体式，对眼镜蛇式、跷跷板式等需要后仰的体式也有重要的影响。

需要大腿前侧柔韧性好的体式

- 眼镜蛇式 ►第 18 页
- 桥式 ►第 24 页
- 飞机式 ►第 28 页
- 轮式 ►第 30 页
- 跷跷板式 ►第 32 页
- 舞者式 ►第 36 页
- 鸽子式 ►第 42 页
- 竖劈腿 ►第 44 页
- 贝尔曼 ►第 46 页

筋膜方式的大腿前侧拉伸

1 将泡沫轴放在大腿前侧下方，弯曲膝盖再伸直

俯卧，将泡沫轴放在大腿前侧下方，慢慢弯曲膝盖再伸直。来回一次保持约 3 秒，做 10 次。然后换另一侧，重复相同的动作。如果疼痛感较为强烈，可以只将大腿放在泡沫轴上不动。

来回 10 次

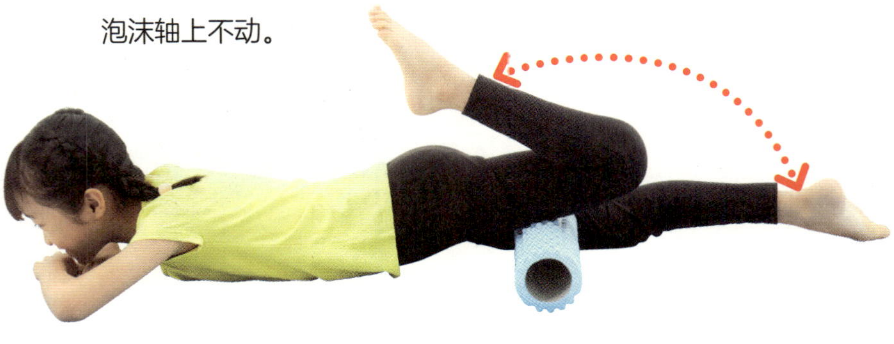

2 让大腿在泡沫轴上来回滚动

慢慢转动膝盖，让大腿在泡沫轴上来回滚动。来回一次保持约 3 秒，滚动 10 次。然后换另一侧，重复相同的动作。

来回 10 次

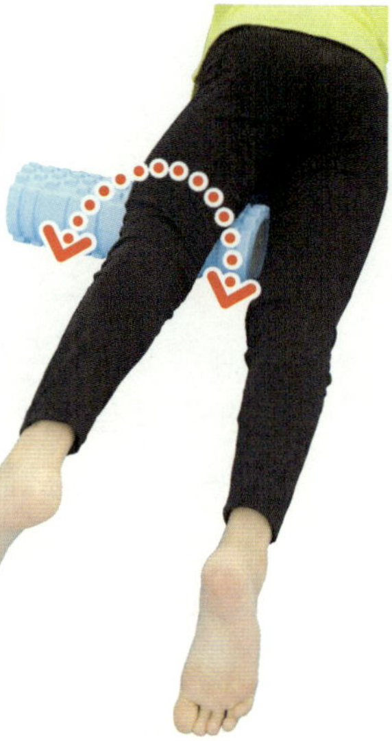

来回 10 次

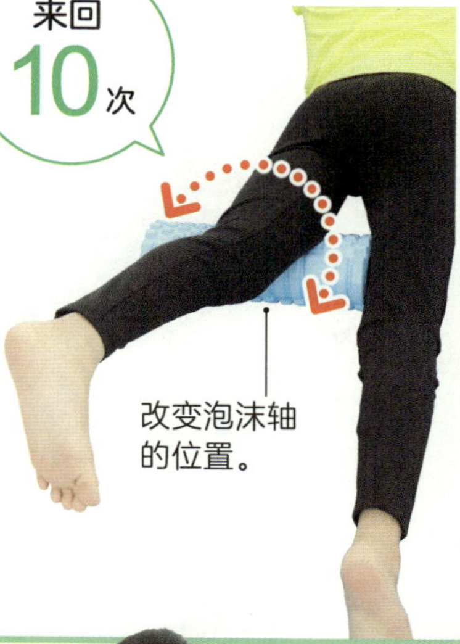

改变泡沫轴的位置。

3 改变泡沫轴的位置，来回滚动

将泡沫轴放到膝盖下方，重复 2 的动作。

亲子拉伸

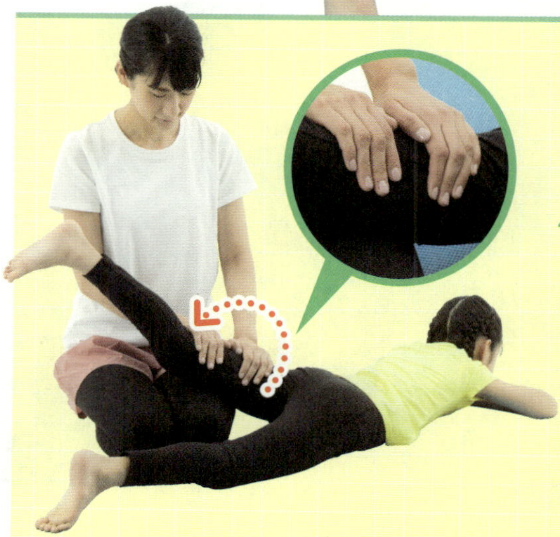

来回 10 次

家长跪坐，将孩子的大腿放在自己的大腿上。双手置于孩子的大腿后侧，轻柔地来回转动 10 次。一边按压一边转动。按压时，孩子可能会感觉疼痛，注意调整好力度。

脑科学方式的大腿前侧拉伸

1 用脚背推压墙壁，大腿前侧用力抵抗

在左膝盖下方垫一条毛巾，保护左膝盖，然后将脚背贴在墙壁上。将右膝盖弯曲 90°，上半身保持挺直。用左脚背推压墙壁，同时左大腿前侧用力抵抗，防止上半身倾倒。抵抗时，可默数 3 秒。

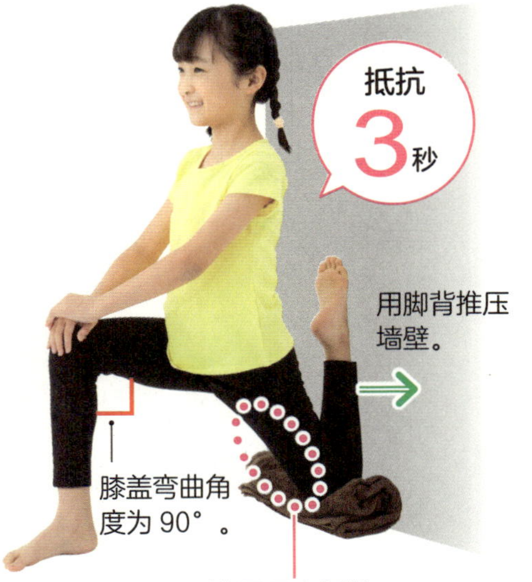
抵抗
3秒
用脚背推压墙壁。
膝盖弯曲角度为 90°。
这里用力抵抗。

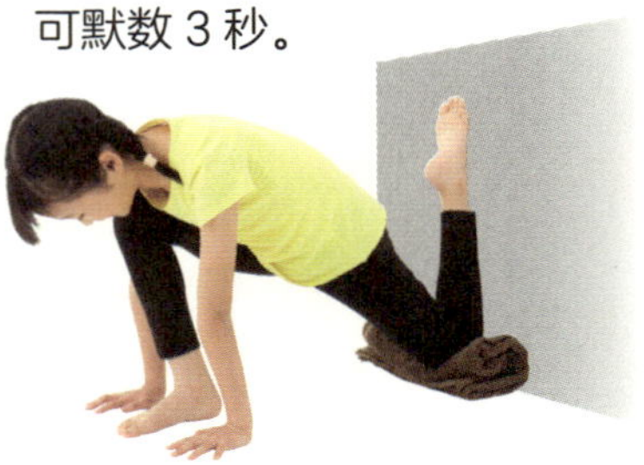

如果感觉身体不稳定，也可以用手撑地。

2 大腿前侧放松，不要用力

脚背停止推压墙壁，大腿前侧放松。维持该状态，默数 3 秒。1 和 2 为一组，做 3 组。换另一侧，重复相同的动作。每做完一组，都可以将右脚拉近墙壁一点。这样，可以拉伸到更深层的筋膜。请根据自身情况灵活调整，不要逞强。

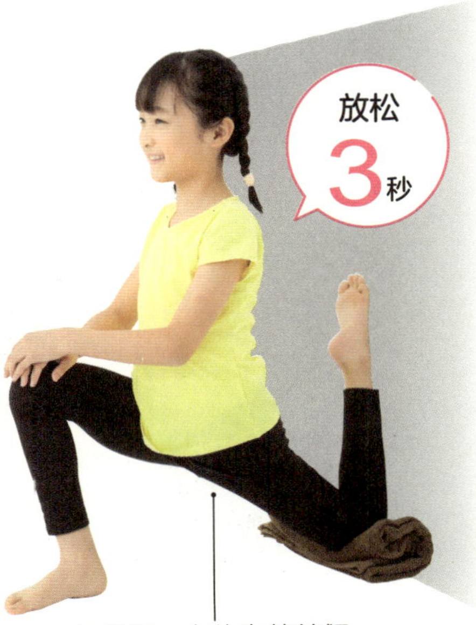
放松
3秒

放松后，身体自然前倾。

亲子拉伸

①

让孩子俯卧。家长用左手轻轻按压孩子的臀部，然后用右手慢慢抬起孩子的左膝盖。孩子左大腿前侧用力抵抗，尝试压下左腿。抵抗时，默数 3 秒。

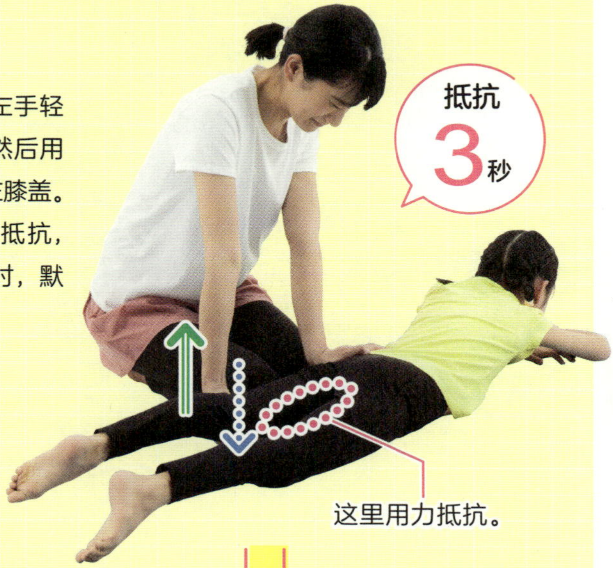

②

孩子大腿前侧放松，家长继续托着孩子的左腿。维持这种状态，默数 3 秒。1 和 2 为一组，做 3 组。换另一侧，重复相同的动作。

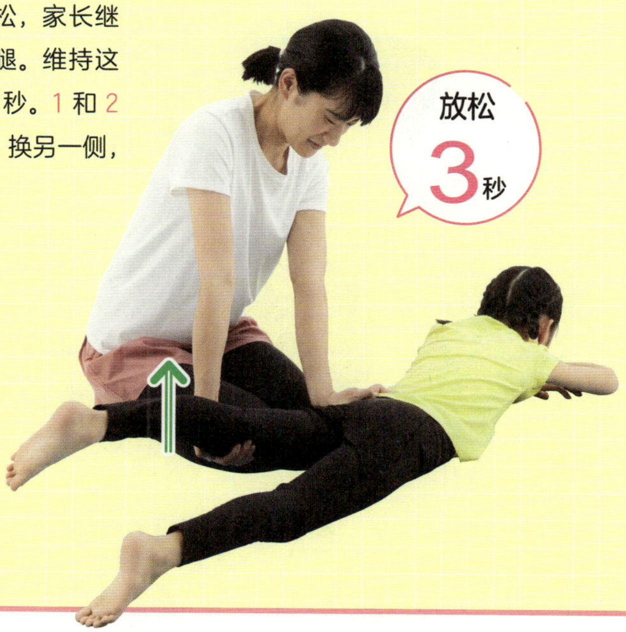

大腿后侧拉伸

腘绳肌

臀大肌

大腿后侧的腘绳肌和臀部的臀大肌会牵动髋关节，使得腿能够向后抬起。做前屈式、飞机式等上半身向前倾倒的体式，或搬旁腿、贝尔曼等需要开腿的体式时，这两块肌肉会伸展，需要提高它们的柔韧性。

需要大腿后侧柔韧性好的体式

- 前屈式 ►第 16 页
- 横劈腿 ►第 26 页
- 飞机式 ►第 28 页
- 舞者式 ►第 36 页
- 搬旁腿 ►第 40 页
- 竖劈腿 ►第 44 页
- 贝尔曼 ►第 46 页

筋膜方式的大腿后侧拉伸

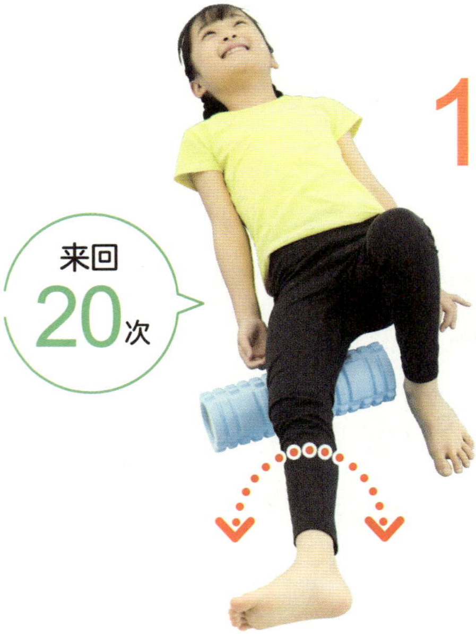

1 将大腿后侧放在泡沫轴上，并左右翻转膝盖

仰卧，将大腿后侧放在泡沫轴上，慢慢地左右翻转膝盖。来回一次保持约 3 秒，做 20 次。换另一侧，重复相同的动作。

亲子拉伸

①

孩子仰卧。家长用左手抬起孩子的右脚脚后跟，然后用右手手掌按揉其大腿后侧约 30 秒。

按揉 30 秒

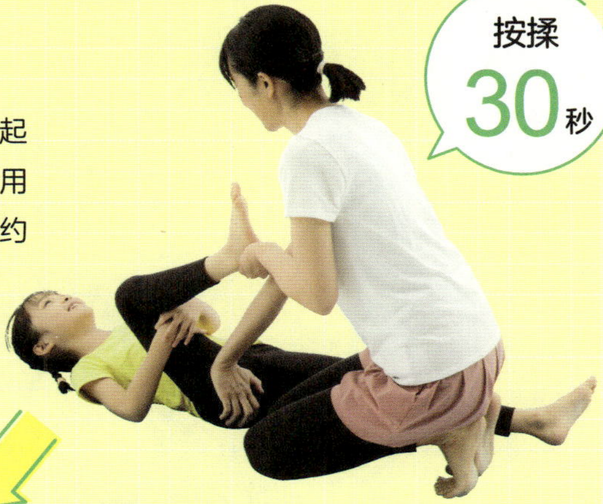

②

家长用双手握住孩子的小腿后侧和脚后跟，然后将脚趾抵住孩子的大腿后侧。这时，孩子要保持放松状态，不要用力。

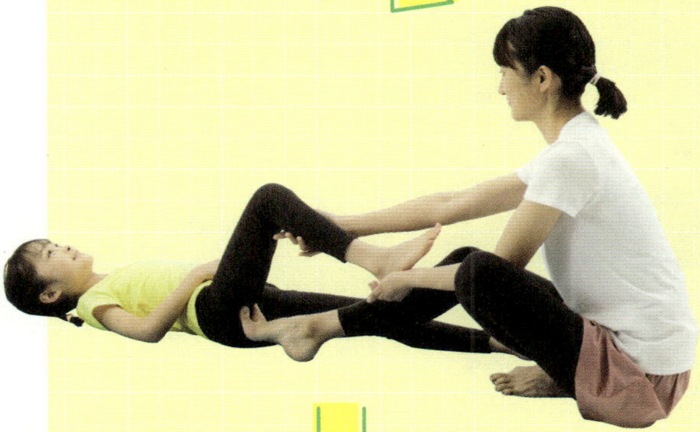

③

让孩子的腿自然放下，家长同时脚尖用力按压孩子的大腿后侧。做这个动作时，不拉拽腿是关键。改变脚尖的位置，按压 1 分钟。换另一侧，重复相同的动作。

按压 1 分钟

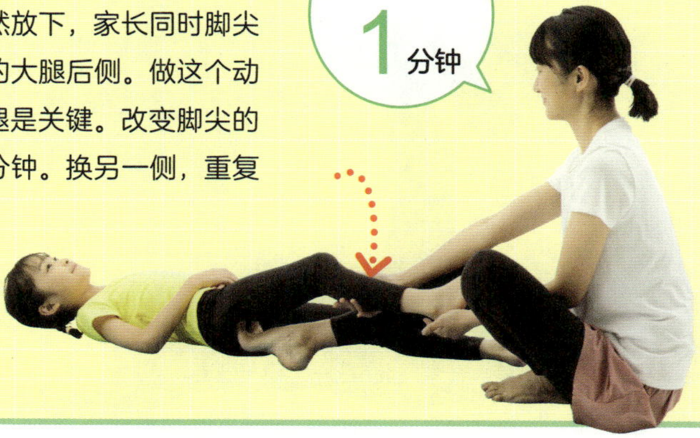

脑科学方式的大腿后侧拉伸

1 用毛巾拉拽小腿后侧，同时大腿后侧用力抵抗

将毛巾挂在右腿的小腿后侧，然后仰卧，拉拽右腿。可以轻轻将毛巾交叉拧一下，防止毛巾脱落。右腿的大腿后侧发力，抵抗拉拽的力。抵抗时，默数 3 秒。

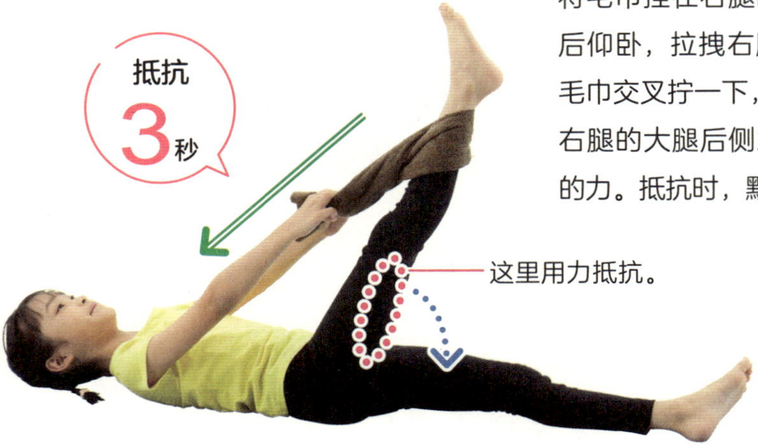

2 继续拉拽毛巾，同时大腿后侧放松，不要用力

继续用毛巾拉拽，同时右腿的大腿后侧停止抵抗。维持该状态，默数 3 秒。1 和 2 为一组，做 3 组。换另一侧，重复相同的动作。

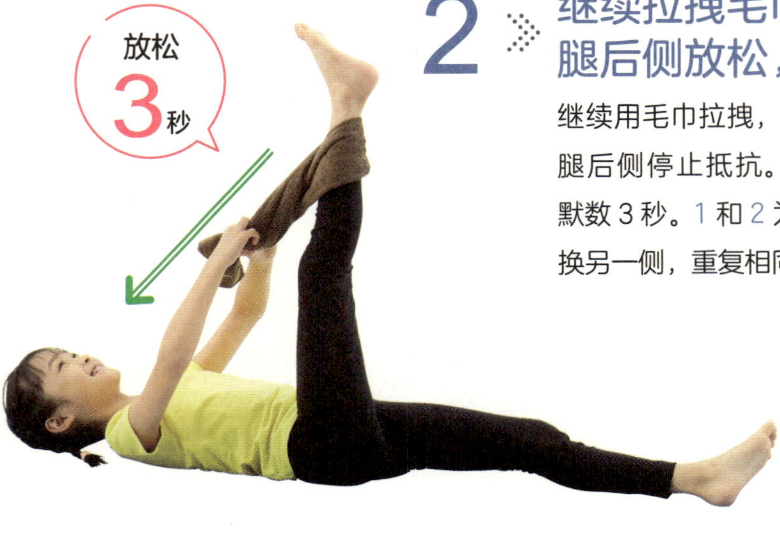

亲子拉伸

①

孩子仰卧。家长用右手轻轻按住孩子左腿的大腿根部，然后用左手握住右脚脚后跟，慢慢抬起腿部。抬起时注意膝盖不要弯曲。大腿后侧用力抵抗，尝试让脚后跟落向地面。抵抗时，默数 3 秒。

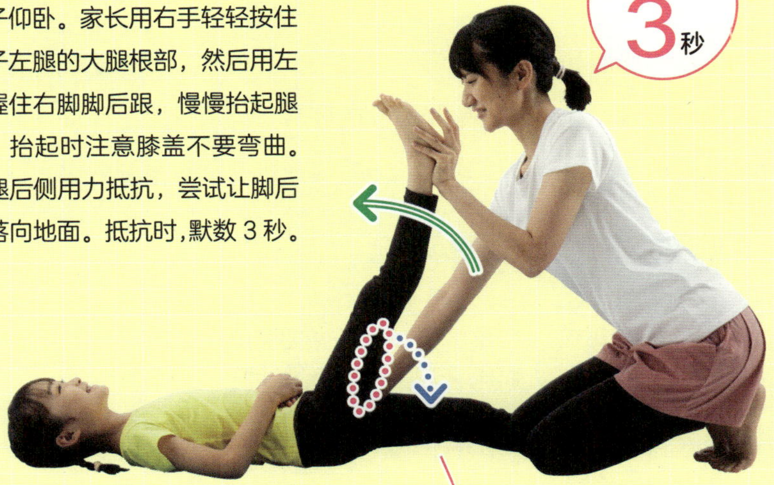

②

家长继续抬起孩子的腿部，孩子停止抵抗。身体保持放松，默数 3 秒。换另一侧，重复相同的动作。

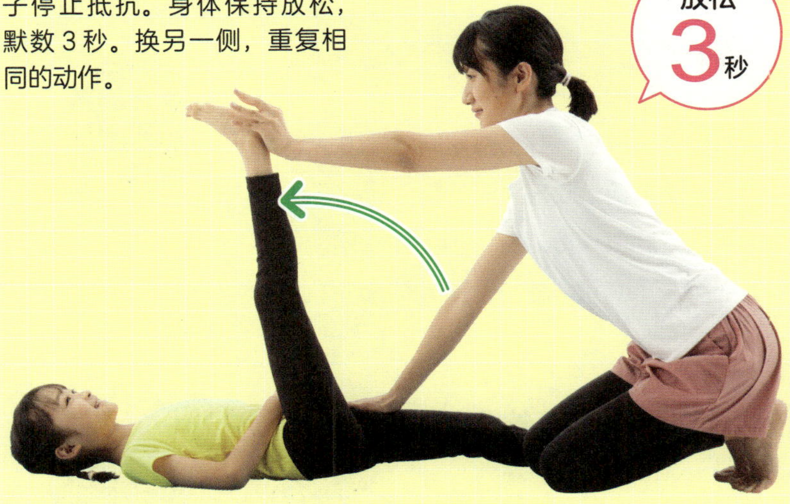

大腿外侧拉伸

阔筋膜张肌

臀中肌　外侧广肌

阔筋膜张肌和臀中肌能够牵动髋关节，使得腿能够向侧面抬起。也可以稳定骨盆，让人维持单腿站立的姿势。外侧广肌是股四头肌的一部分。做竖劈腿或站立等体式时，需要这些肌肉具有良好的柔韧性。

需要大腿外侧柔韧性好的体式

- 眼镜蛇式 ▶第 18 页
- 蝴蝶式 ▶第 22 页
- 横劈腿 ▶第 26 页
- 半鱼王式 ▶第 34 页
- 搬旁腿 ▶第 40 页
- 鸽子式 ▶第 42 页
- 竖劈腿 ▶第 44 页
- 贝尔曼 ▶第 46 页

筋膜方式的大腿外侧拉伸

1 用手掌轻轻按揉大腿外侧

双腿弯曲坐立，并将膝盖倒向一边。双手手掌重叠，放在大腿外侧。前后推动手，轻轻按揉 30 秒。可以用大拇指根部按揉。换另一侧，重复相同的动作。

按揉 30 秒

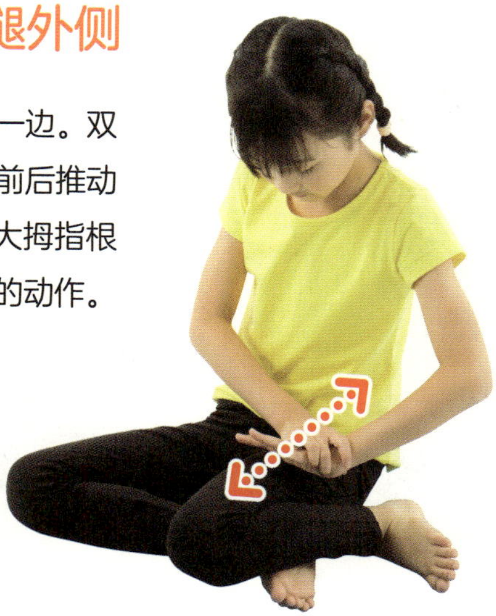

亲子拉伸

孩子仰卧，弯曲左腿。家长将左手放在孩子的左膝上，右臂放在孩子大腿外侧。转动手腕，使小臂在孩子大腿外侧滚动 30 秒。换另一侧，重复相同的动作。

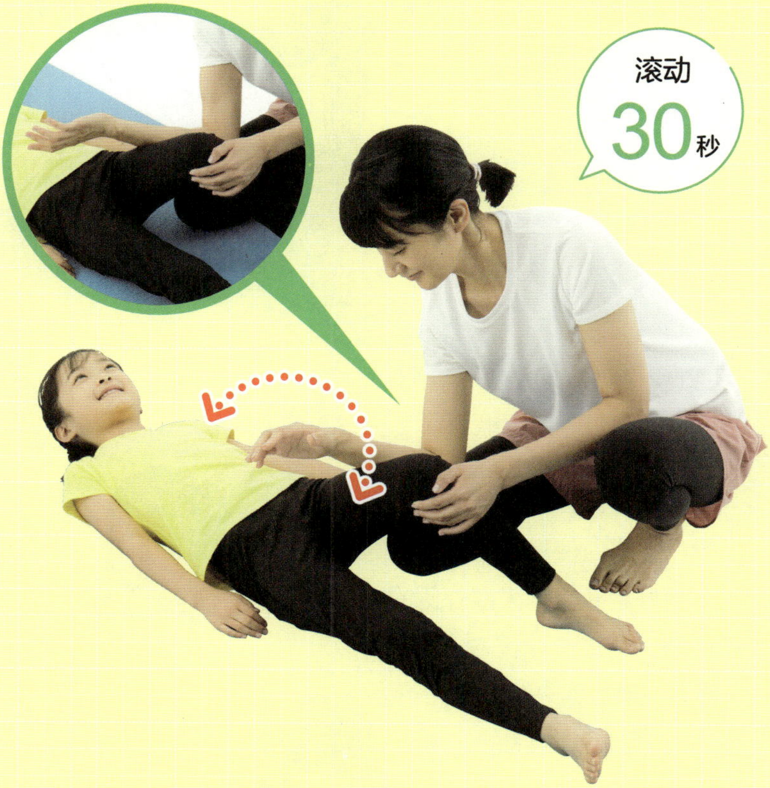

脑科学方式的大腿外侧拉伸

1 大腿外侧用力抵抗，防止臀部落下

将臀部轻轻靠在墙上，双手撑地。将左腿向右伸直，右腿跨到左腿前面，弯曲膝盖，并将腰部抬离地面。此时，左大腿外侧用力，抵抗重力，防止臀部落下。抵抗时，默数 3 秒。

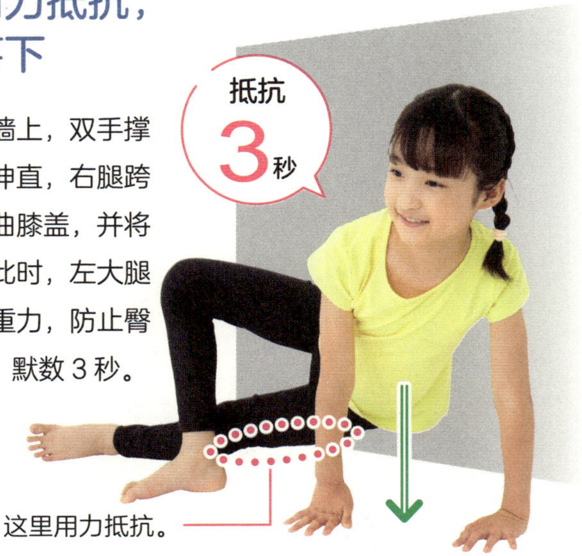

2 大腿外侧放松，停止抵抗，让臀部落下

大腿外侧停止抵抗。此时，将上半身挺直，使其朝向正前方，可以更好地感受到大腿外侧的拉伸感。维持这种状态，默数 3 秒。1 和 2 为一组，做 3 组。换另一侧，重复相同的动作。

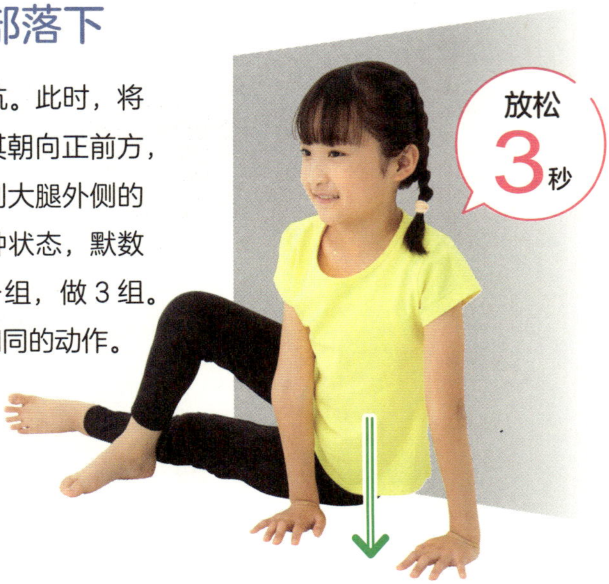

大腿内侧拉伸

内收肌群

内收肌群是大腿内侧大收肌、长收肌等肌肉的总称。它可以牵动髋关节，让双腿并拢，也可以稳定骨盆。打开双腿时，这片肌肉会伸展，提高这部分肌肉的柔韧性，对横劈腿、搬旁腿等体式很重要。

需要大腿内侧柔韧性好的体式

- 蝴蝶式 ►第 22 页
- 横劈腿 ►第 26 页
- 搬旁腿 ►第 40 页

筋膜方式的大腿内侧拉伸

1 用手掌轻轻地按揉大腿内侧

双腿弯曲坐立，并将膝盖倒向一边。双手手掌重叠，放在左大腿内侧。然后用手轻轻按揉。可以用大拇指根部按揉。

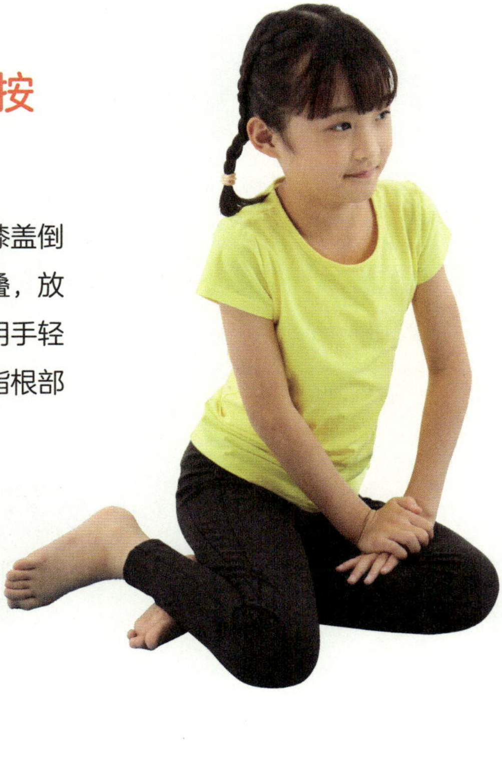

2 改变手的位置，按揉整个左大腿内侧

按揉从膝盖到大腿根部附近的整个左大腿内侧。30 秒后，换另一侧，重复相同的动作。

按揉

30秒

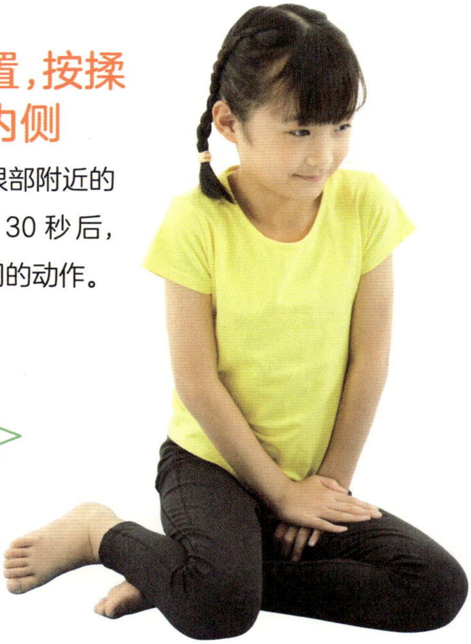

亲子拉伸

让孩子仰卧，左膝盖向外倾倒。家长用右手托着孩子的左膝盖，并用左手手掌力度均衡地按揉大腿内侧。30 秒后，换另一侧，重复相同的动作。

按揉

30秒

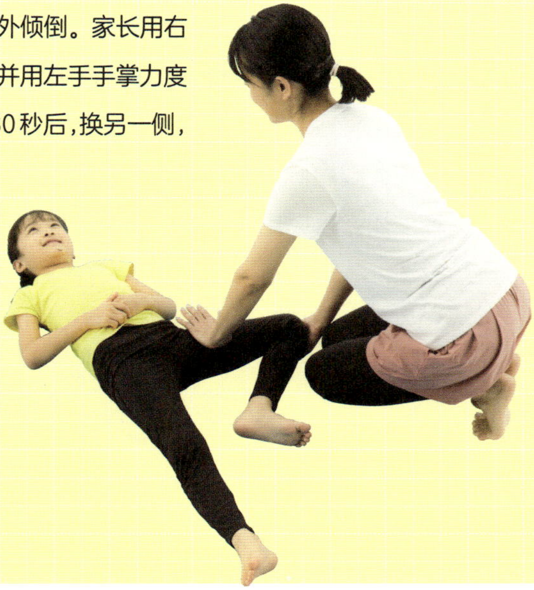

脑科学方式的大腿内侧拉伸

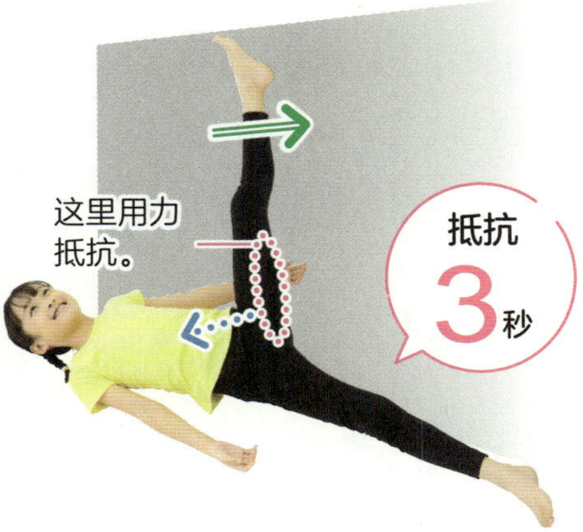

1 将腿伸直靠在墙上，大腿内侧用力将其拉回

将身体平行于墙面，靠墙仰卧，抬起左腿，并将脚底朝上，靠到墙上。保持膝盖伸直，用左腿推压墙壁。此时，保持上半身和左腿的角度不变，左大腿内侧发力，进行抵抗。保持推压墙壁的状态，默数 3 秒。

2 大腿内侧放松，同时让上半身靠近墙壁

左大腿内侧放松。同时，让上半身靠近墙壁。1 和 2 为一组，做 3 组。换另一侧，重复相同的动作。

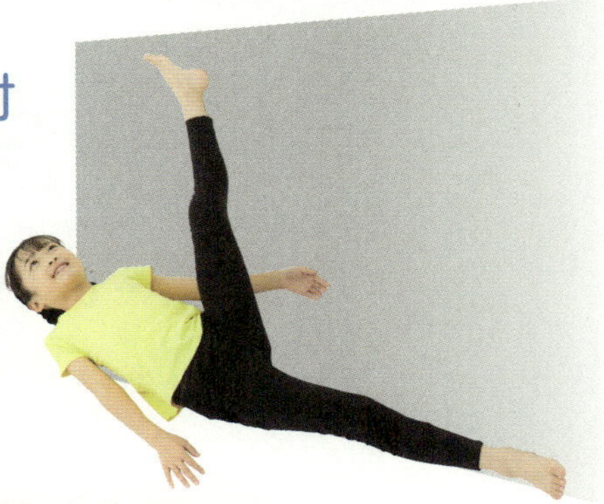

亲子拉伸

① 让孩子侧卧，家长用右手握住孩子的左脚脚后跟，向前推动，用左手轻轻按住右膝，将其两腿分开。同时，孩子的大腿内侧朝着闭合双腿的方向用力抵抗 3 秒。

② 孩子放松身体，家长继续将孩子的左脚脚后跟向前推，分开双腿。做 3 组，然后换另一侧，重复相同的动作。

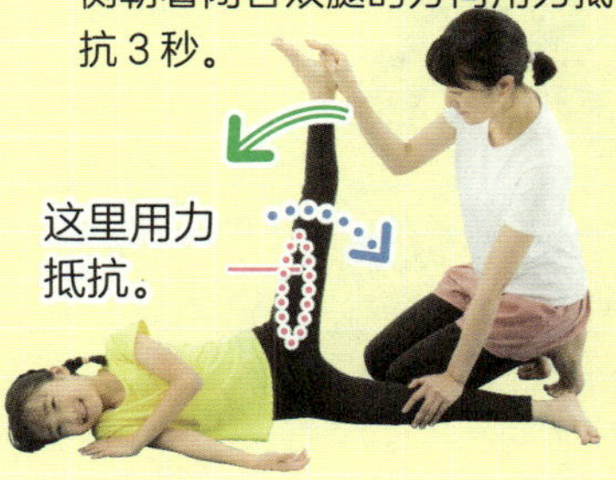

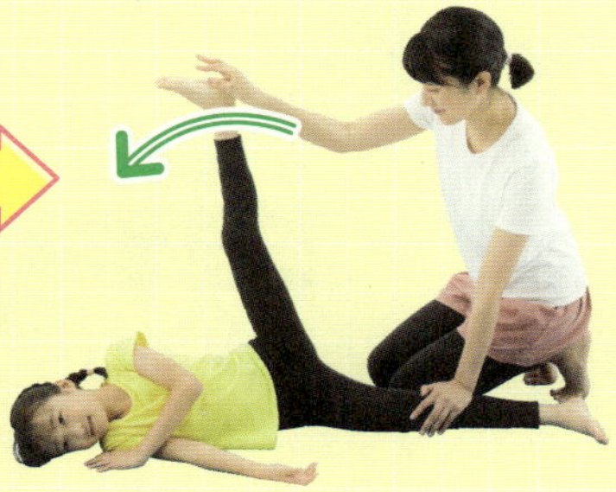

小腿后侧拉伸

比目鱼肌

腓肠肌

腓肠肌位于小腿后侧的表层，比目鱼肌位于深层。踢地面或垫脚尖时，腓肠肌和比目鱼肌就会发挥作用。做伸展腿部或上半身向前倾倒的动作，或做舞者式等体式时，有时需要绷直脚尖。此时，小腿后侧的柔韧性就非常重要了。

需要小腿后侧柔韧性好的体式

● 前屈式	►第 16 页	● 舞者式	►第 36 页
● 绷脚式	►第 20 页	● 搬旁腿	►第 40 页
● 横劈腿	►第 26 页	● 竖劈腿	►第 44 页
● 飞机式	►第 28 页	● 贝尔曼	►第 46 页

筋膜方式的小腿后侧拉伸

1 将左腿的小腿后侧放在泡沫轴上

双腿弯曲坐立，然后伸直左腿，再将左腿的小腿后侧放在泡沫轴上。双手手掌在身体后方撑地。

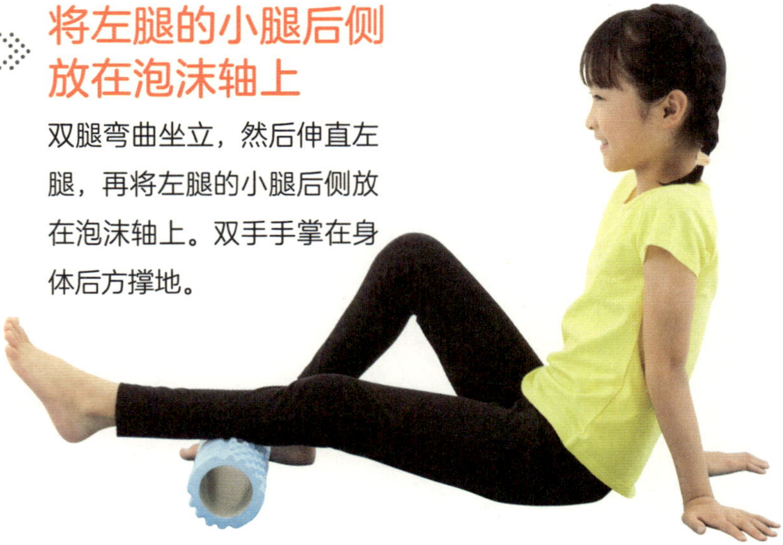

2 将右脚放在左侧小腿上，左右慢慢摇晃脚掌

将右脚放在左腿的小腿上，左脚脚趾慢慢地左右摇晃，一个来回 3 秒，做 20 次。如果将右脚放到左小腿上感觉疼痛，就在 1 的状态下，左右摇晃脚掌。完成后并拢双腿，看看左腿是否有什么变化。换另一侧，重复相同的动作。

来回
20次

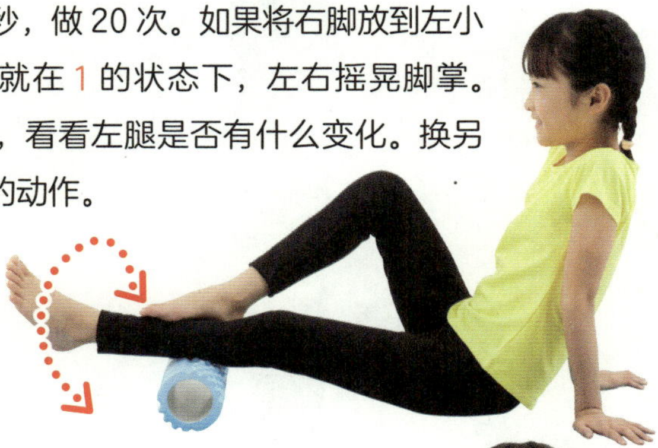

臀部悬空做这个动作，可以拉伸到更深层的筋膜。如果感觉疼痛，请不要逞强。

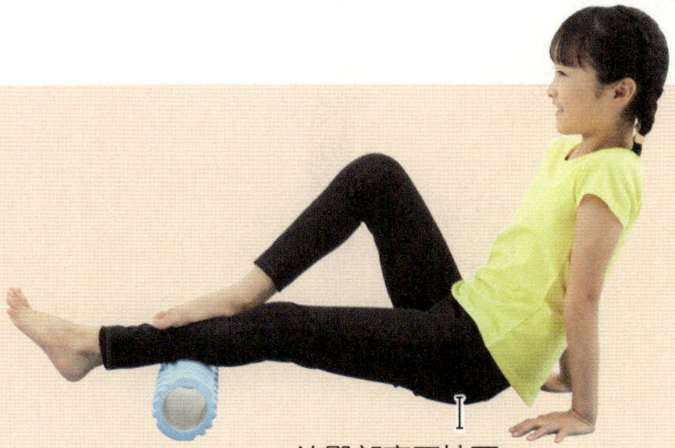

让臀部离开地面。

亲子拉伸

让孩子仰卧。家长用自己的大腿和小腿后侧轻轻夹住孩子右腿的小腿后侧，保持 10 秒。注意控制好力度，不要让孩子感觉疼痛。换另一侧，重复相同的动作。

保持
10秒

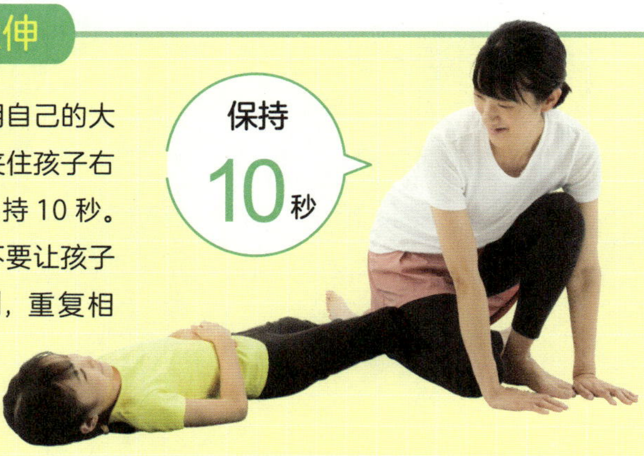

脑科学方式的小腿后侧拉伸

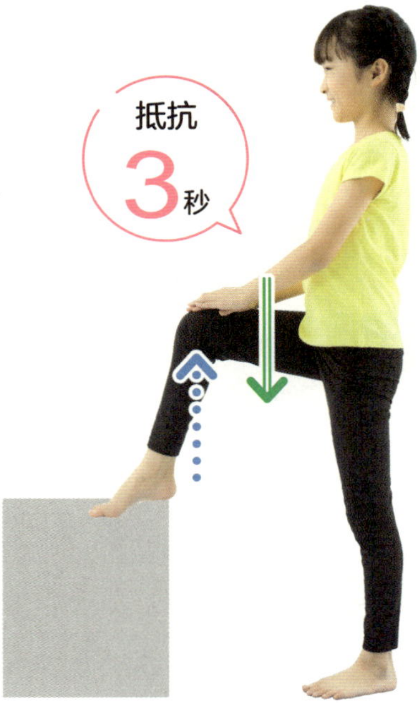

1 给脚尖施力，同时脚后跟用力抵抗

将右脚脚尖放到台阶上，并将双手置于右膝盖上。用双手按压右腿，同时抬起右脚后跟进行抵抗。抵抗时，默数 3 秒。

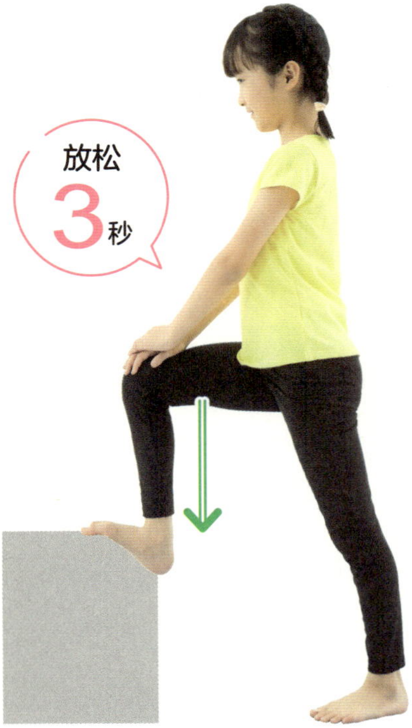

2 身体放松，落下脚后跟

继续用手按压右腿，同时右小腿后侧放松，脚后跟自然落下。维持这个状态，默数 3 秒。1 和 2 为一组，做 3 组。换另一侧，重复相同的动作。

亲子拉伸

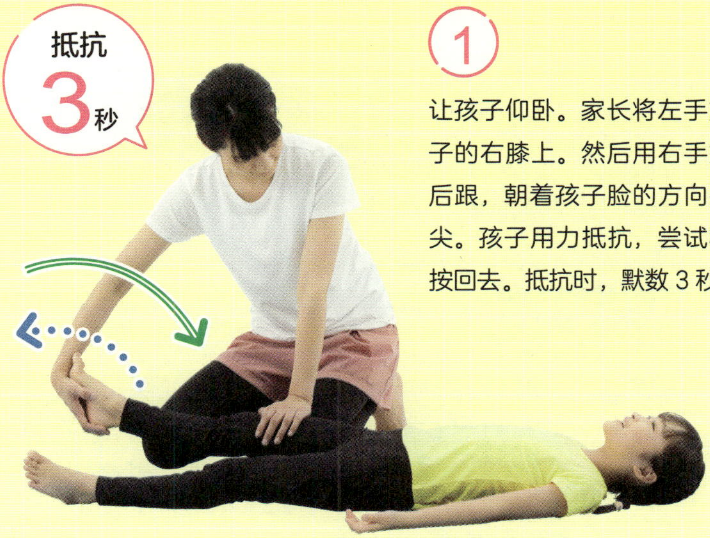

①

让孩子仰卧。家长将左手放在孩子的右膝上。然后用右手握住脚后跟，朝着孩子脸的方向推压脚尖。孩子用力抵抗，尝试将脚趾按回去。抵抗时，默数 3 秒。

②

孩子身体放松，家长继续推压其脚尖。维持这个状态，默数 3 秒。换另一侧，重复相同的动作。

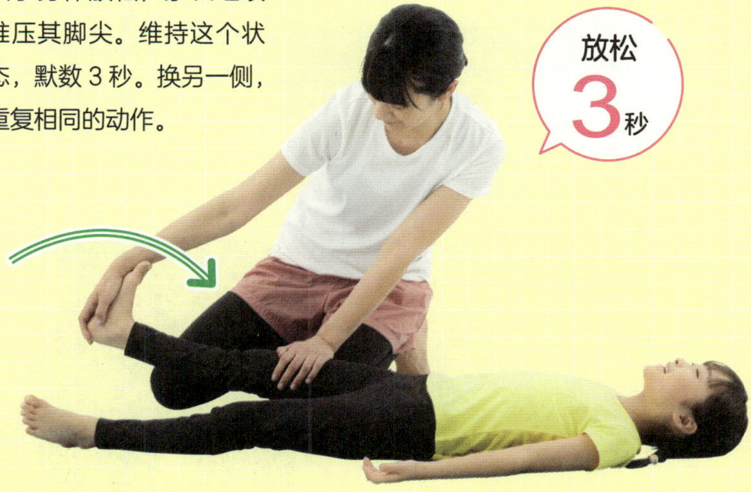

大腿根部拉伸

髂肌

腰大肌

髂肌和腰大肌位于大腿根部，会在抬起大腿时发挥作用。这两块肌肉如果变僵硬，会影响髋关节的活动范围，双腿就难以打开。它们容易疲劳收缩，建议平时多做拉伸和放松。

需要大腿根部柔韧性好的体式

- 眼镜蛇式 ▶第 18 页
- 桥式 ▶第 24 页
- 飞机式 ▶第 28 页
- 轮式 ▶第 30 页
- 跷跷板式 ▶第 32 页
- 舞者式 ▶第 36 页
- 鸽子式 ▶第 42 页
- 竖劈腿 ▶第 44 页
- 贝尔曼 ▶第 46 页

筋膜方式的大腿根部拉伸

拉伸的是腹股沟与髂骨之间的肌肉

从大腿根部（腹股沟）到骨盆（髂骨），中间有几处摸上去比较硬的肌肉。这部分要拉伸的肌肉见右侧图片标出的红色区域。

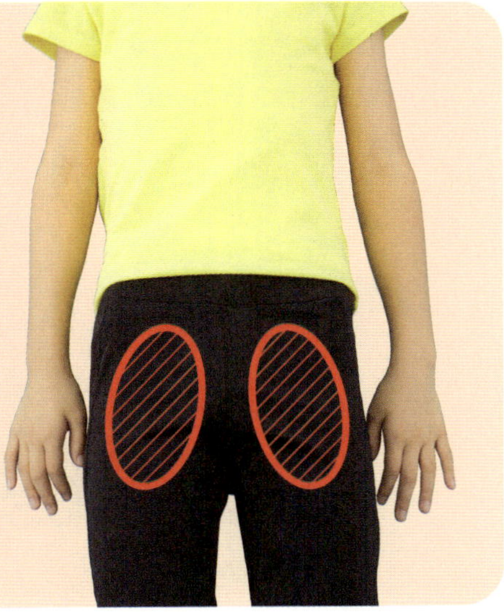

1 用指尖按揉

将双手交叠，置于腹股沟处。用指尖按揉整个区域 30 秒。换另一侧，重复相同的动作。

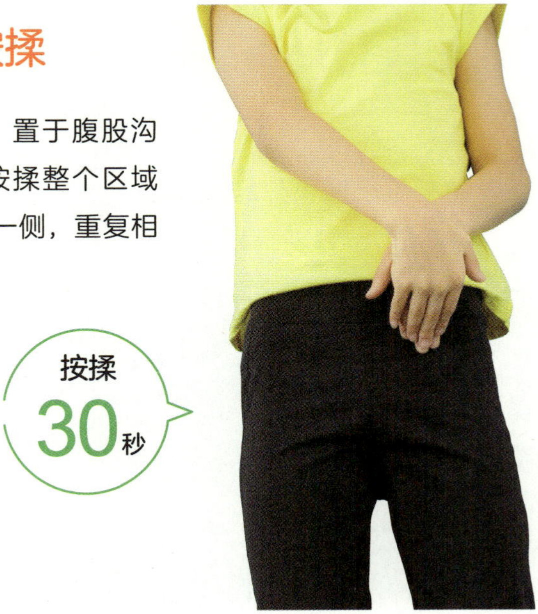

亲子拉伸

让孩子仰卧。家长双手交叠，置于孩子的左边骨盆内侧。然后轻轻按揉整片区域 30 秒。换另一侧，重复相同的动作。

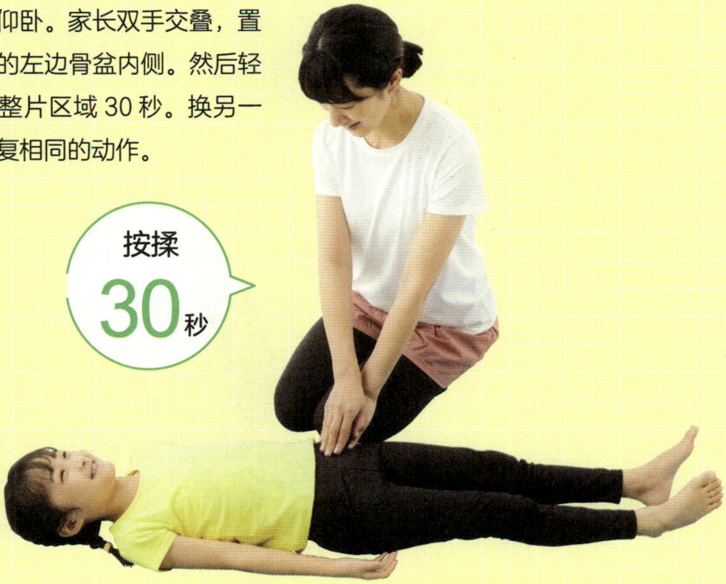

小腿前侧、脚尖拉伸

胫骨前肌

足肌

胫骨前肌位于胫骨外侧，在垫脚尖时会发挥作用。除此之外，翘起脚趾时，还会用到脚背上的肌肉（足肌）。脚尖绷直会让各种体式看上去更优美，建议平时多做拉伸，提高脚尖的柔韧性。

需要大腿根部柔韧性好的体式

- 眼镜蛇式 ▶第 18 页
- 绷脚式 ▶第 20 页

筋膜方式的小腿前侧、脚尖拉伸

1 用拳头按揉胫骨外侧

双腿弯曲而坐，然后握拳，从左腿胫骨外侧自上而下按揉到脚尖。

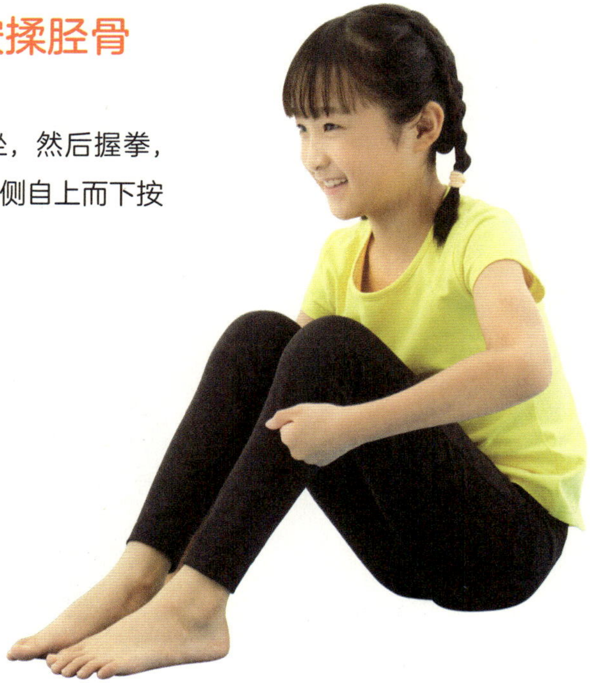

2 脚背到脚尖之间，也要细致地按揉

脚背和脚尖也要按揉 30 秒。尤其是脚趾和脚趾之间的骨头，更要细致地按揉。换另一侧，重复相同的动作。

按揉 30秒

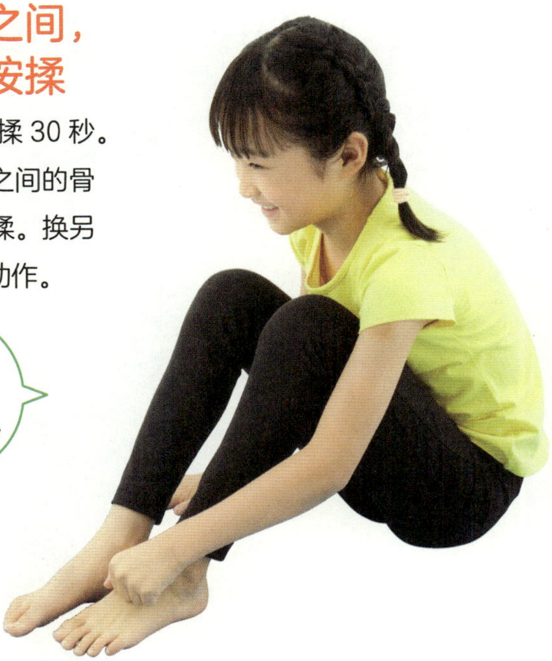

亲子拉伸

家长和孩子面对面坐立，弯曲膝盖。用拳头互相为对方按揉，从小腿前侧自上而下按揉到脚尖。注意时刻观察孩子的表情，调整按揉力度，避免让孩子感觉疼痛。

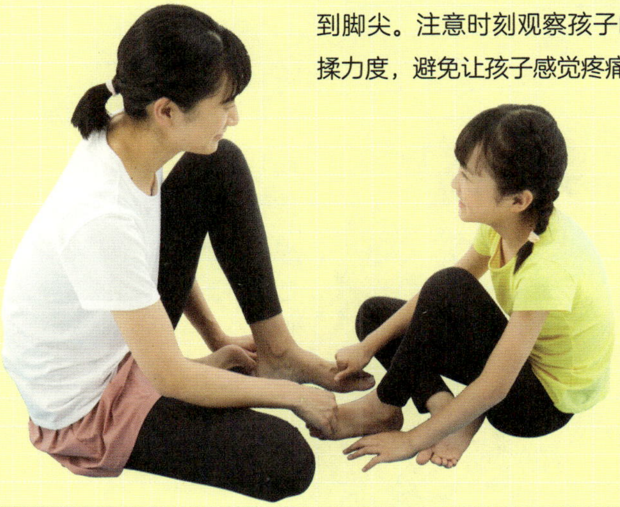

脑科学方式的小腿前侧、脚尖拉伸

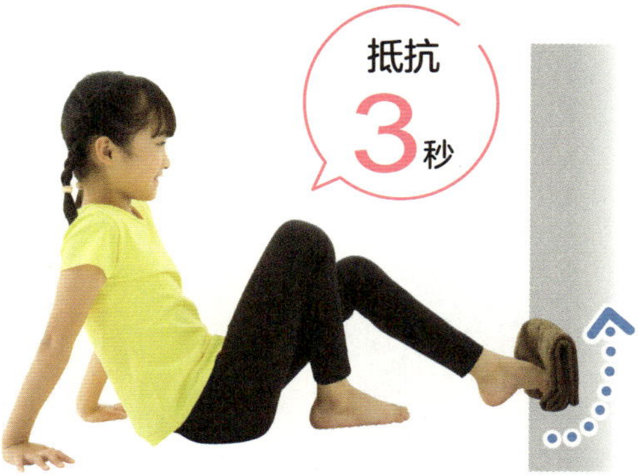

1 用脚尖推压墙壁，同时脚尖用力抵抗

面向墙壁而坐，让左脚脚跟着地，并用左脚脚尖推压墙壁。同时，脚尖用力抵抗。抵抗时，默数 3 秒。建议在脚尖和墙壁之间垫一块毛巾。

2 脚尖不要用力，自然放松

脚尖停止抵抗。维持这个状态，默数 3 秒。1~2 为一组，做 3 组。换另一侧，重复相同的动作。

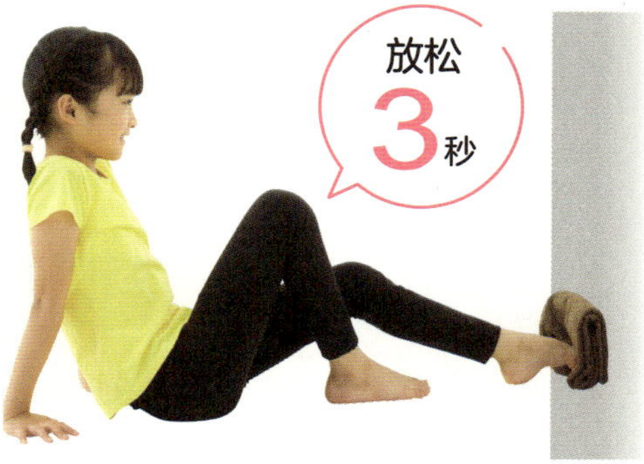

亲子拉伸

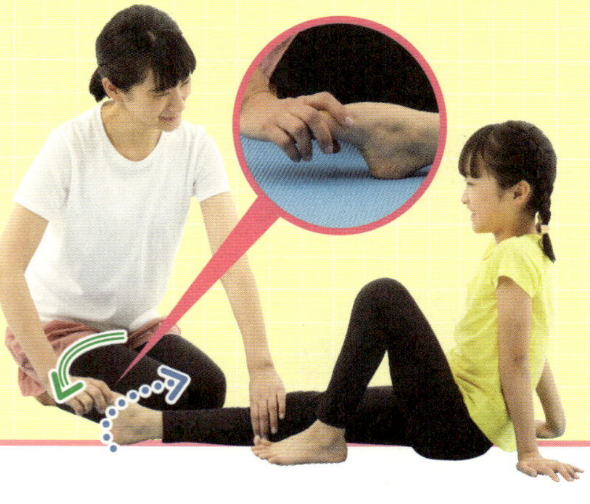

家长用手包裹住孩子伸直腿的脚趾，然后轻柔地往下按压。孩子用力抵抗，尝试将脚趾翘起来。抵抗时，默数 3 秒。接着，孩子停止抵抗，父母继续向下按压脚趾。维持这个状态，默数 3 秒。换另一侧，重复相同的动作。

脚底拉伸

足底肌

足底肌位于脚底，能够让脚趾弯曲，保护足弓。想让绷脚式看上去更美，脚底必须具有良好的柔韧性。另外，只需提高脚底的柔韧性，就可以让前屈式做得更深入。

需要脚底柔韧性好的体式

- 前屈式 ►第 16 页
- 绷脚式 ►第 20 页
- 飞机式 ►第 28 页
- 舞者式 ►第 36 页
- 竖劈腿 ►第 44 页
- 贝尔曼 ►第 46 页

筋膜方式的脚底拉伸

1 在脚跟到脚尖之间均衡地滚动

将右脚踩在高尔夫球上，来回滚动。滚动区域涵盖整个脚底，从脚跟到脚尖，从内侧到外侧，不要只在脚心滚动。

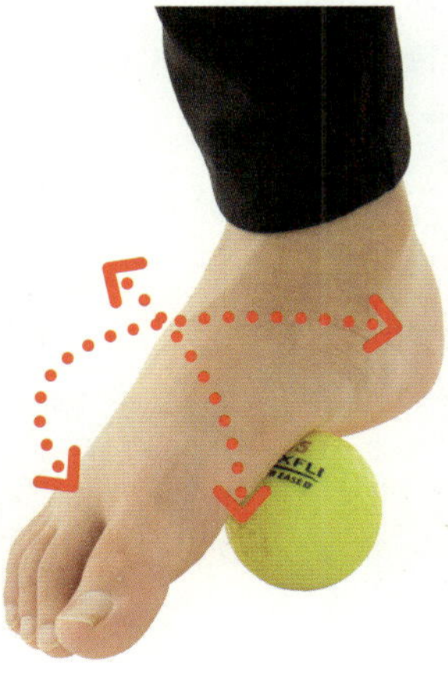

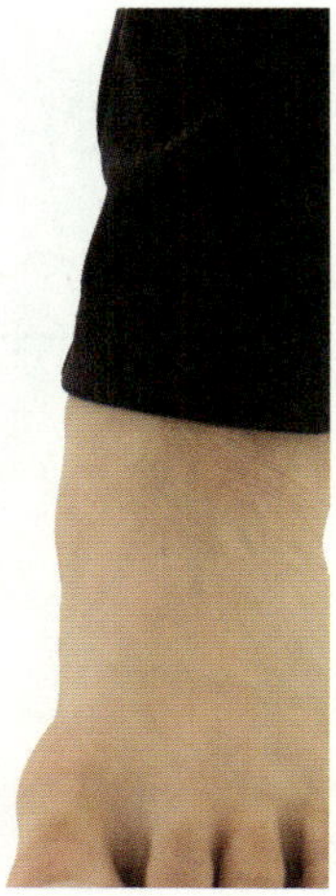

2 手扶墙壁，调节施加在脚上的压力

用手扶着墙壁，灵活调节施加在脚上的压力，从而更好地控制拉伸的强度。滚动 30 秒后，换另一侧，重复相同的动作。

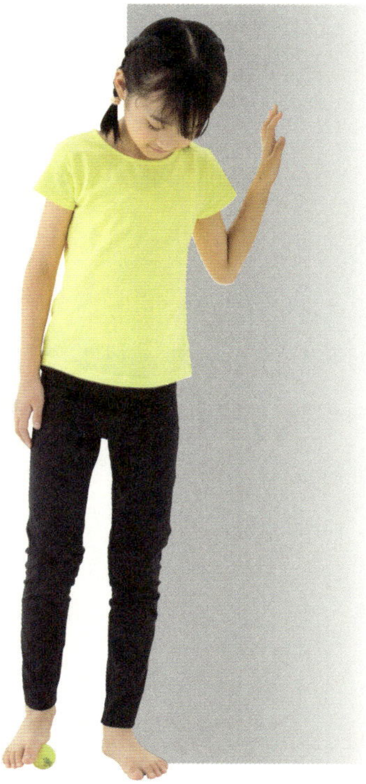

滚动 30秒

亲子拉伸

家长和孩子面对面坐立，互相用拳头按揉对方的脚底。30 秒后，换另一侧，重复相同的动作。

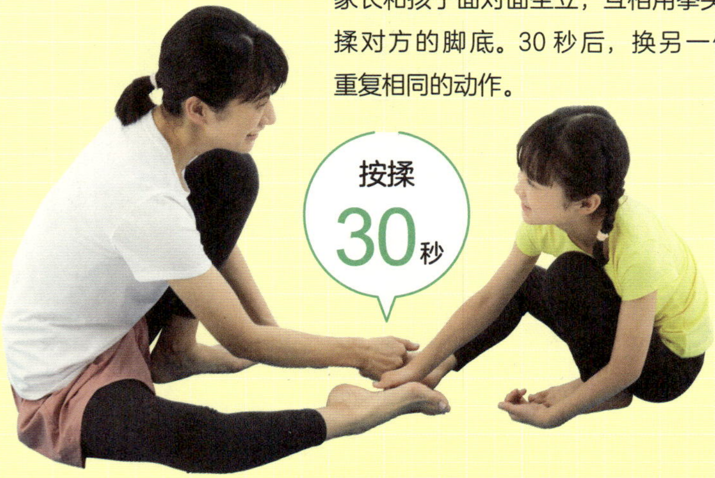

按揉 30秒

脑科学方式的脚底拉伸

1 用毛巾拉拽脚底，同时脚底用力抵抗

坐立，双腿向前伸直。将毛巾挂在左脚脚底，双手握住毛巾的两端，朝向身体拉拽，同时脚底用力抵抗。抵抗时，默数 3 秒。

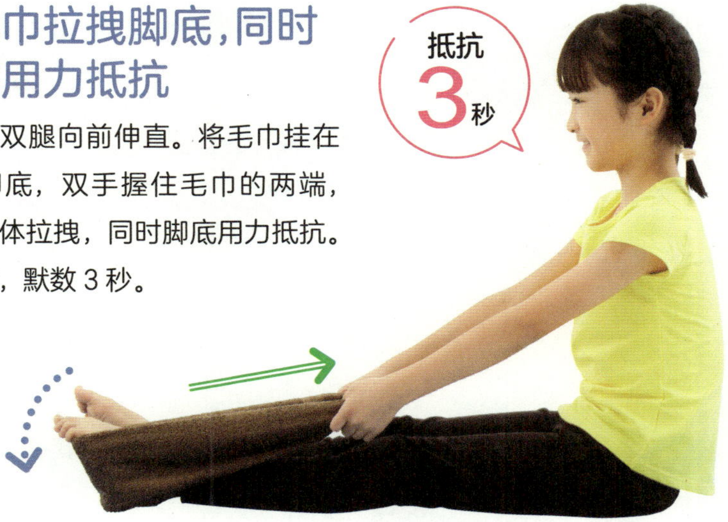

2 继续拉拽毛巾，脚底放松，停止抵抗

继续拉拽毛巾，同时脚底放松。维持这个状态，默数 3 秒。1 和 2 为一组，做 3 组。换另一侧，重复相同的动作。

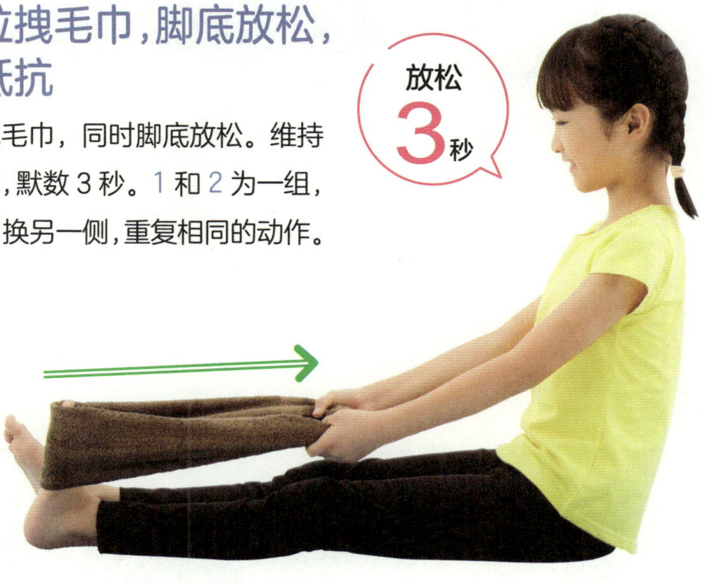

高阶体式练习

No.1

搬旁腿

在站立的状态下做搬旁腿体式，不仅需要良好的柔韧性，还需要有足够的肌肉力量将腿抬起来，从而让体式保持稳定。如果想要不倚靠墙壁也能将腿顺利抬起来，就要多锻炼腹部、背部的核心力量，以及臀部、大腿的肌肉力量。

1 双手抱膝，拉至胸前

仰卧，双手抱住膝盖，将其拉至胸前。注意腰部不要离开地面。

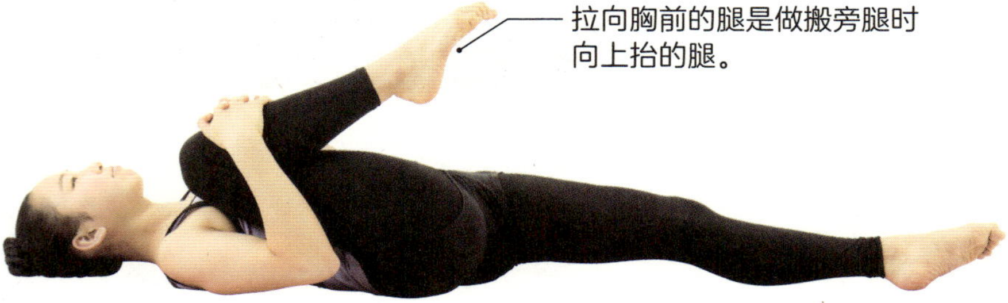
拉向胸前的腿是做搬旁腿时向上抬的腿。
注意腰部不要离开地面。

2 依靠大腿的力量维持不动

双手放开膝盖。此时，腹部和大腿发力，不让膝盖离开胸口。维持该姿势 10 秒。

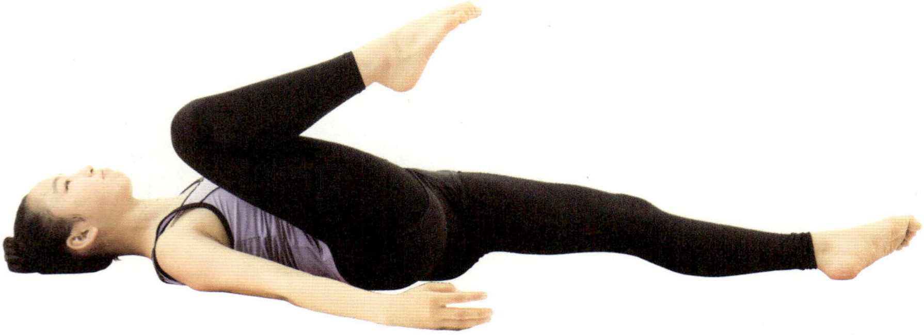

3 单膝跪地，另一条腿抬离地面

单膝跪地，将双手举过头顶，向前跨出的腿抬离地面。此时，身体的核心部位及膝盖跪地那一侧的腹部、臀部和腿部发力，保持该姿势 5 秒，不要晃动。如果能保持 1 分钟更好。

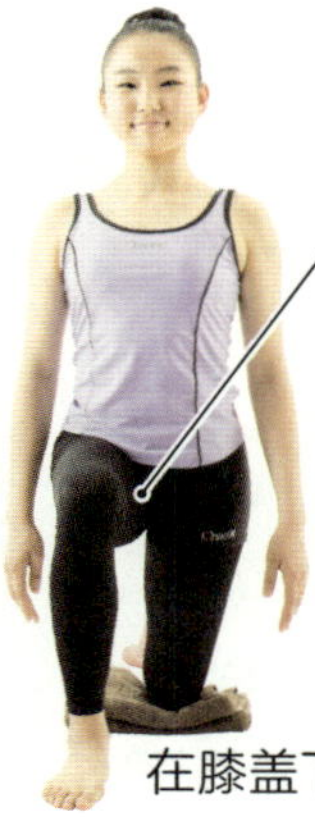

将做搬旁腿体式时向上抬的腿向前跨出一步。

在膝盖下方垫上毛巾。

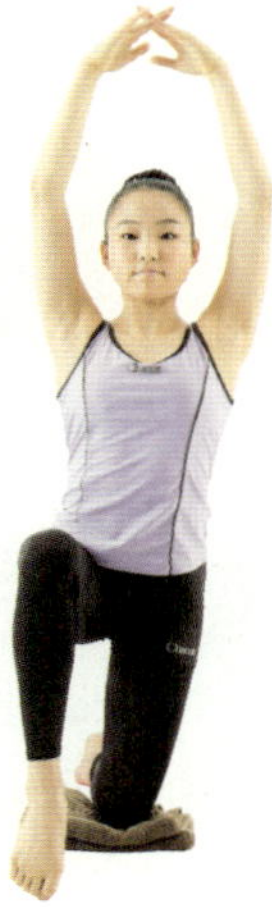

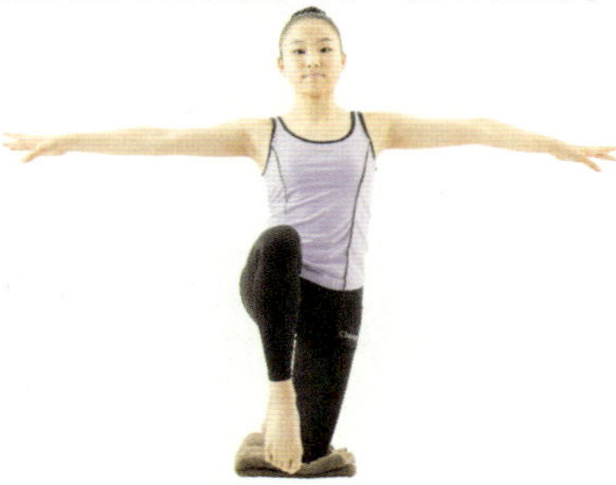

最开始的时候也可以张开双臂，维持平衡。

4 靠着墙壁，用手将腿抬起来

轻轻靠在墙壁上，抬起一条腿。手从前面握住抬起来的腿的脚后跟，然后伸直膝盖，同时举起另一侧的手。用核心力量和下半身的肌肉力量维持该姿势，不要让身体向前后或旁边倾斜。

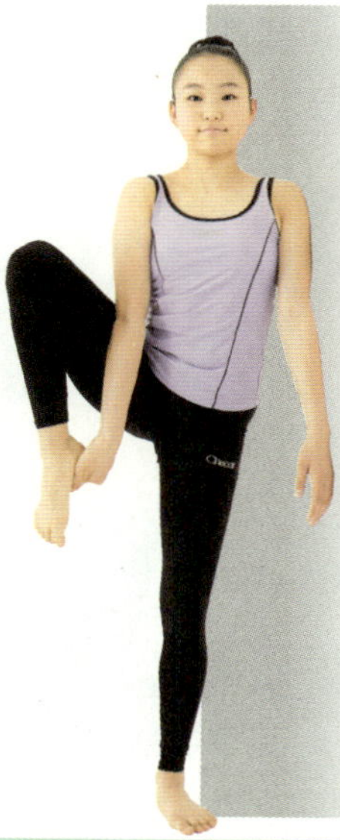

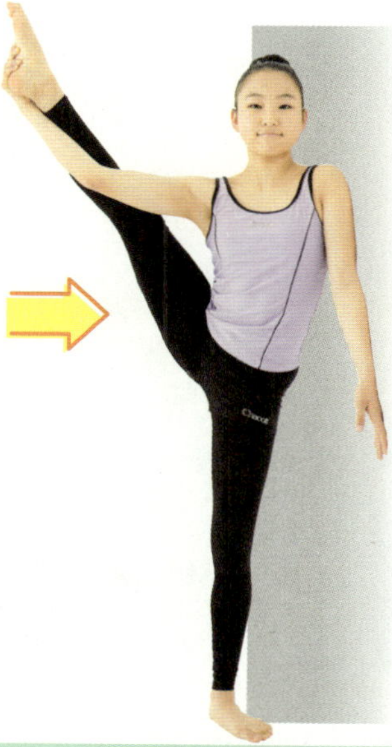

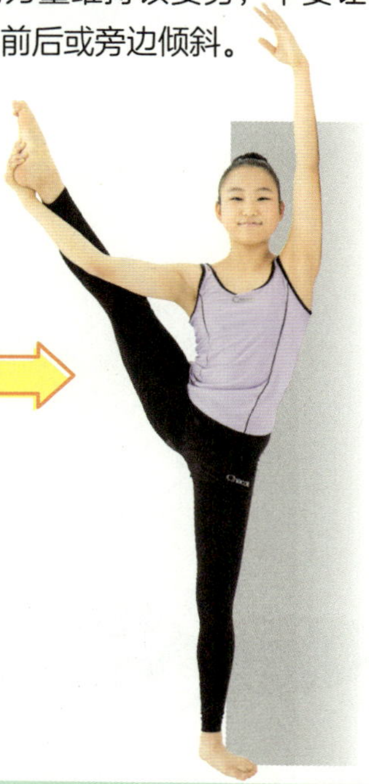

鸽子式

做鸽子式时，如果强行用臂弯去勾住脚踝，可能会引起腰痛。柔韧性还不够的时候，可以借助毛巾进行练习，一步一步慢慢地接近标准体式。

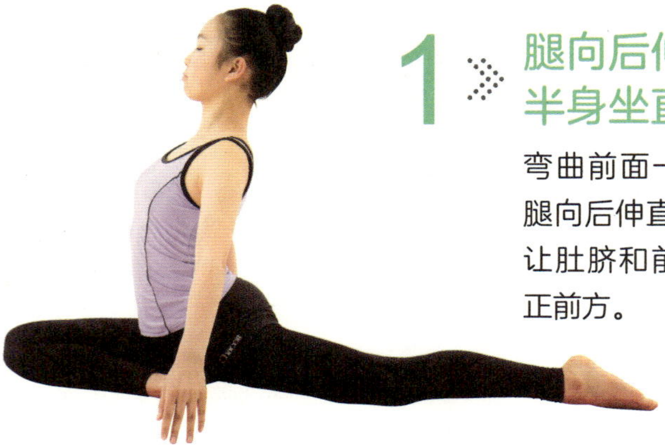

1 腿向后伸直，挺起上半身坐直

弯曲前面一条腿，另一条腿向后伸直。挺起上半身，让肚脐和前面一条腿朝向正前方。

2 将毛巾挂在脚踝上，并拉向腰侧

抬起后面的腿，将毛巾挂在脚踝上。单手握住毛巾，将其拉近再松开，反复多次。习惯这个动作之后，再用双手握住毛巾，慢慢地将其拉向腰侧。

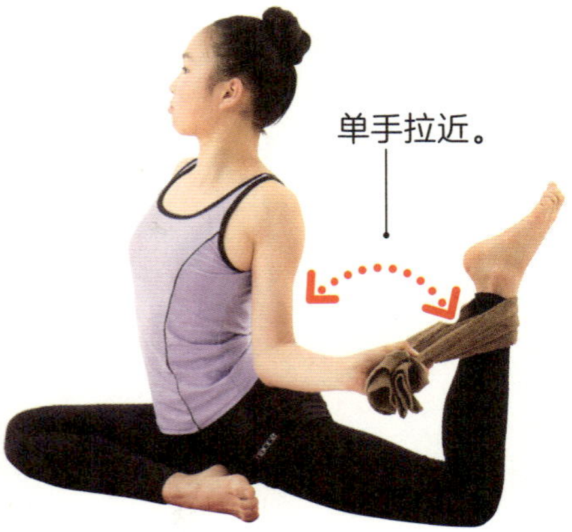

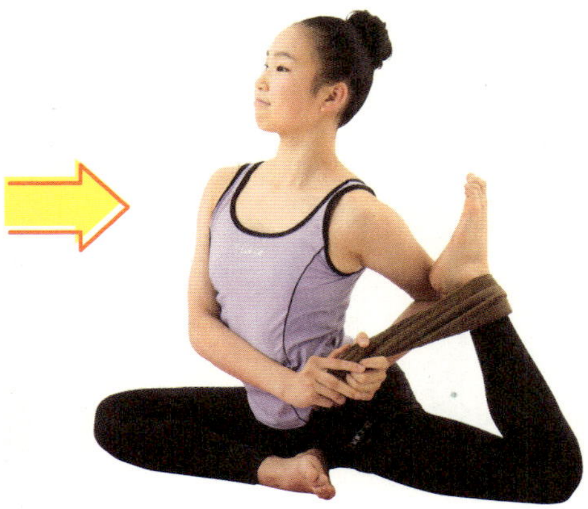

3 用臂弯代替毛巾勾住脚

扭转上半身，用和抬起的后腿同侧的手肘勾住脚踝。另一侧的手从后脑勺绕过去，双手交握。

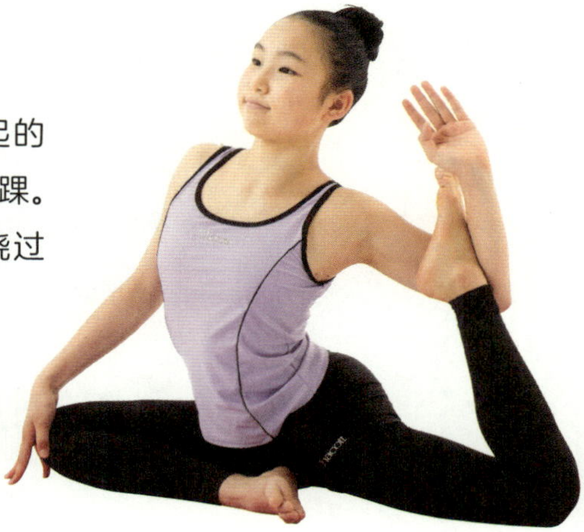

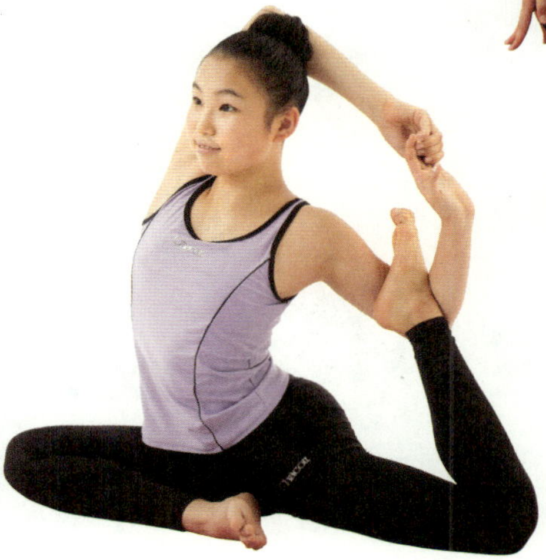

NG

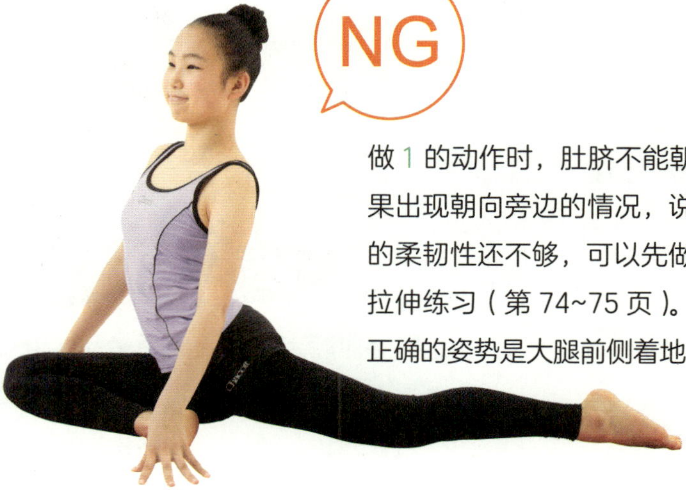

做 1 的动作时，肚脐不能朝向旁边。如果出现朝向旁边的情况，说明大腿前侧的柔韧性还不够，可以先做大腿前侧的拉伸练习（第 74~75 页）。后面一条腿正确的姿势是大腿前侧着地。

高阶体式练习

No.3

贝尔曼

贝尔曼融合了鸽子式和竖劈腿的姿势。刚开始时，可以先坐着练习这两个体式，明确贝尔曼的完成姿势。

用毛巾拉腿

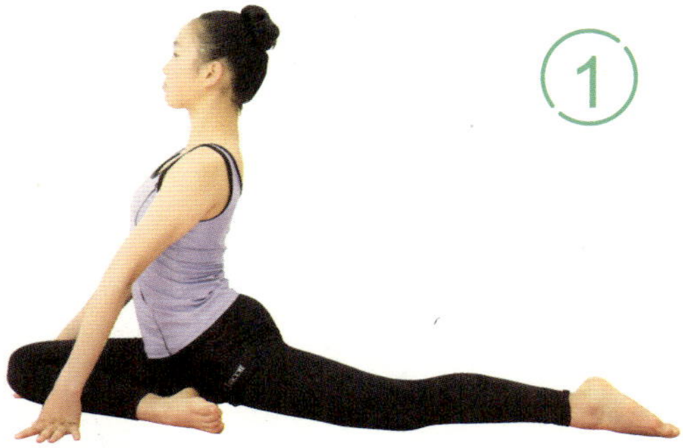

①

弯曲前面一条腿，将另一条腿向后伸直。挺起上半身，让肚脐和前面一条腿朝向同一个方向。

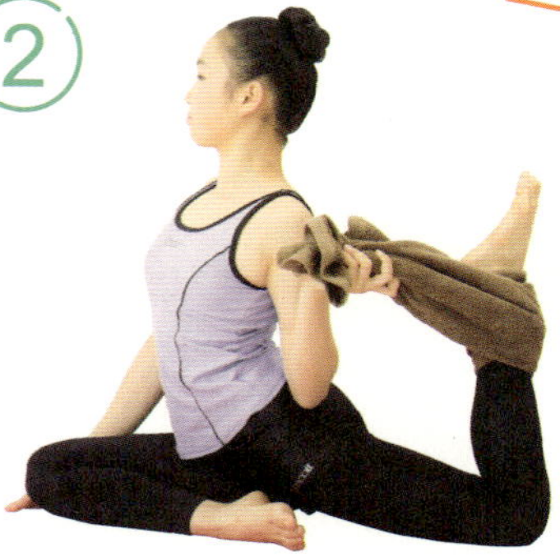

②

抬起后腿，将毛巾挂在脚踝上。注意要挂得结实一些，以防毛巾从脚踝上掉下来。接着手心朝上握住毛巾，慢慢地拉向肩膀旁边。

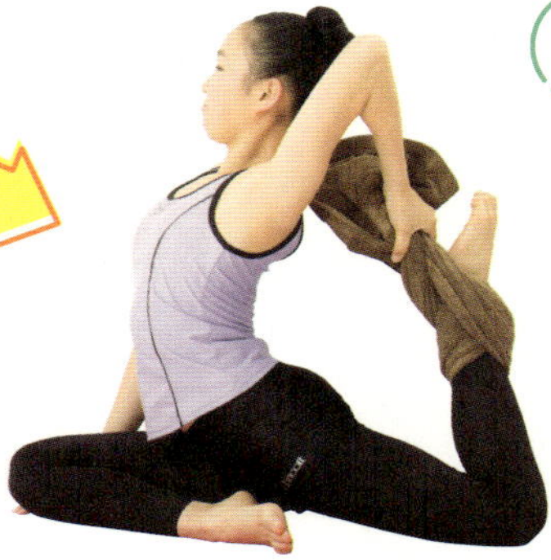

③

将手肘朝上，肩膀向后转动，慢慢地提起毛巾。反复 2 和 3 的动作，直到习惯为止。然后，直接用手握住脚踝，反复 2 和 3 的动作。

上半身后仰

④

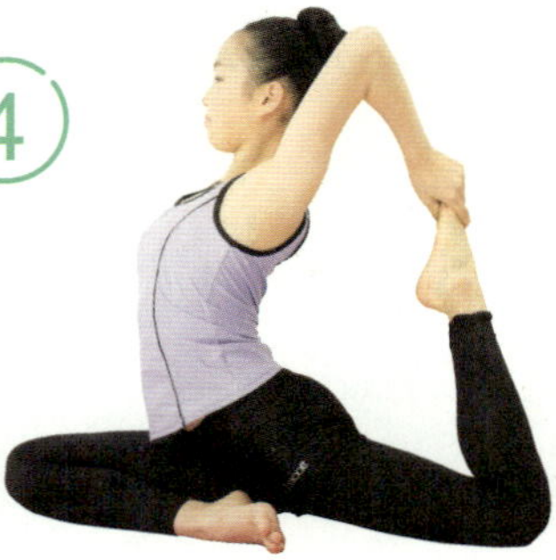

记住使用毛巾转动肩膀的感觉后，用手握住抬起的脚尖。握的时候，注意手心朝上。

⑤

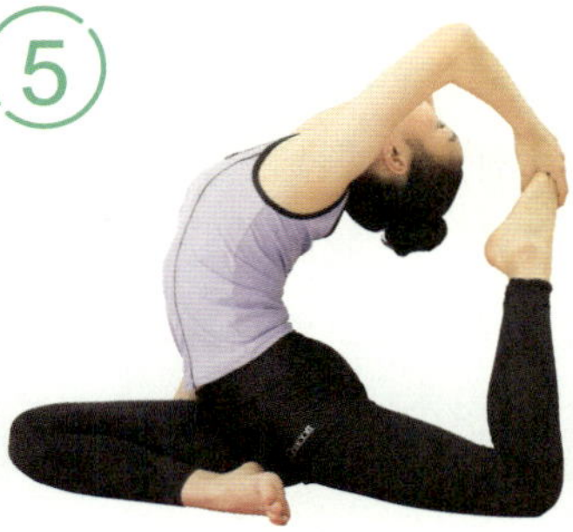

上半身后仰，让头部靠近脚底。做这个动作的时候可以轻轻靠墙。

⑥

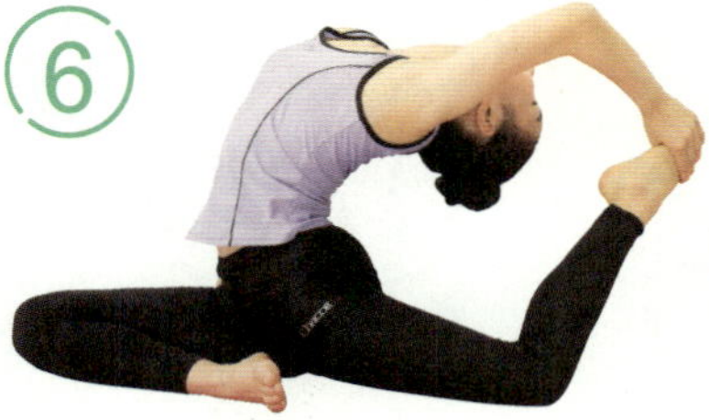

上半身进一步后仰，慢慢伸展后腿的膝盖。注意量力而行，不要逞强。反复 5 和 6 的动作，直到习惯为止。

竖劈腿后，上半身后仰

⑦

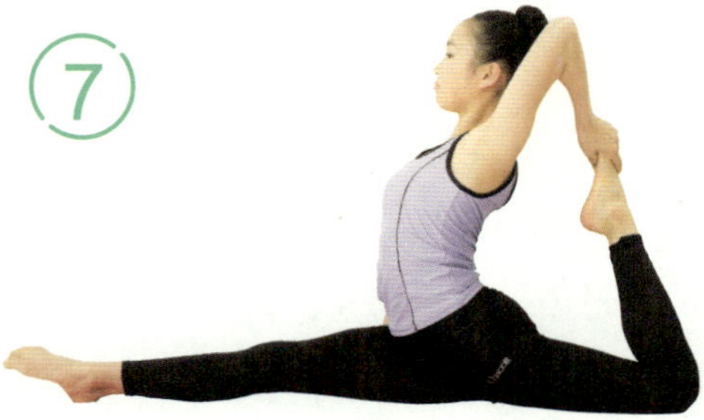

将前面一条腿伸直，同时手心朝上握住后腿的脚尖。然后转动肩膀，使手肘朝上。

⑧

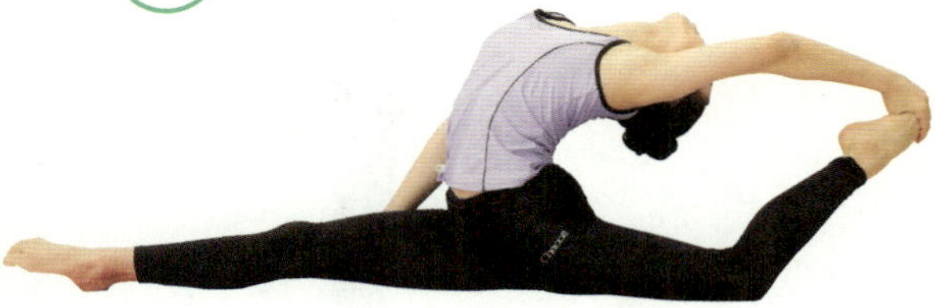

让上半身后仰，头靠近脚底。慢慢伸展胳膊和后腿的膝盖。

⑨

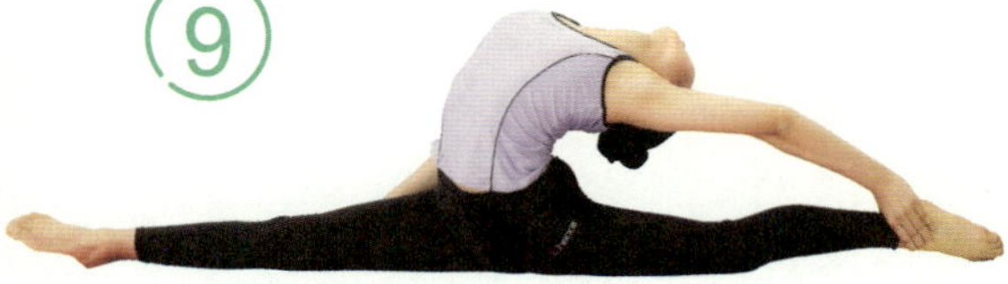

将手从脚尖转移至脚踝，尽可能伸直后腿膝盖。反复 8 和 9 的动作，直到习惯为止。

贝尔曼（立位）

练习在站立的状态下将腿抬高。只有消除肌肉紧张，才能让肌肉发挥出最佳的柔韧性，为了防止摔倒，练习时可以借助高台或墙壁来支撑身体。

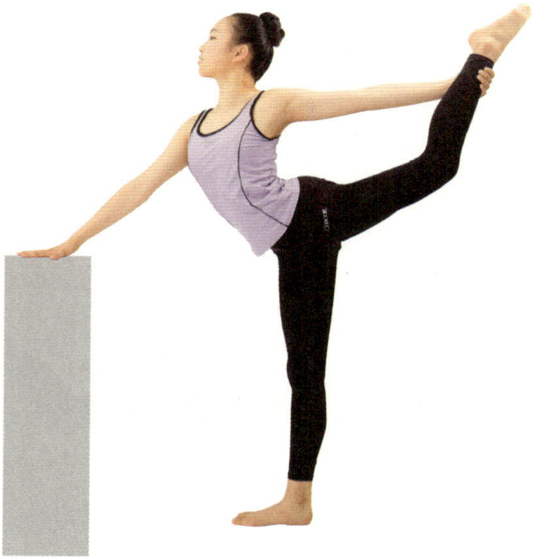

开始前

记住腿向后抬起，手抓腿的感觉

将一只手扶在高台上，一条腿向后抬起，然后用同一侧的手抓住脚踝附近，回到直立状态。反复练习，直到习惯这个动作。这种握法无法让腿抬得更高，但请先记住抓住腿的感觉。

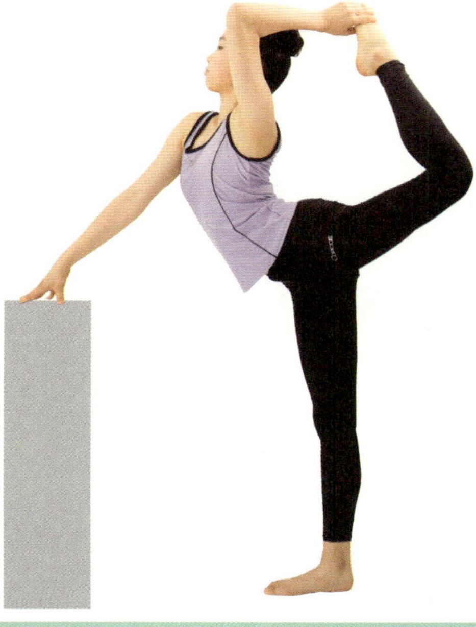

1

手从上方向后抓住脚尖

将一只手扶在高台上，一条腿向后抬起，然后举起同一侧的手，从上方向后抓住脚尖。注意抓脚时手心朝上。

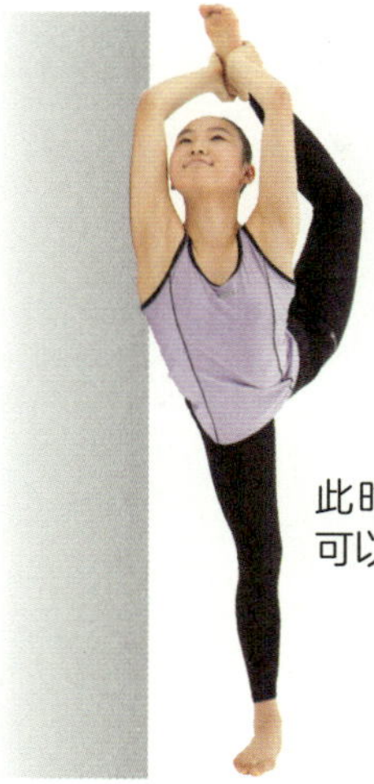

此时容易跌倒，可以靠着墙。

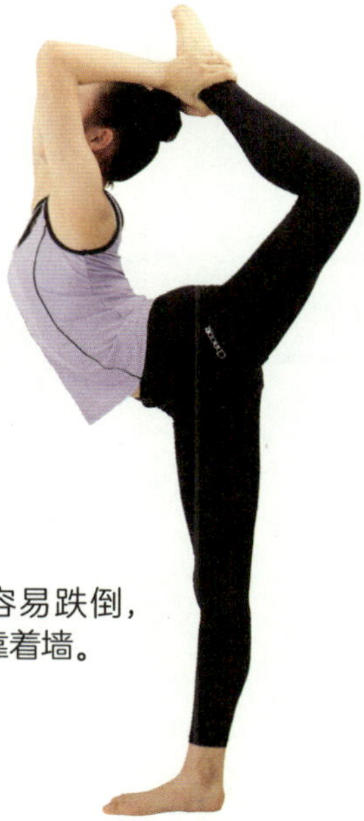

2

双手握住脚踝

将腿抬起来后，用双手握住，并拉向头部。

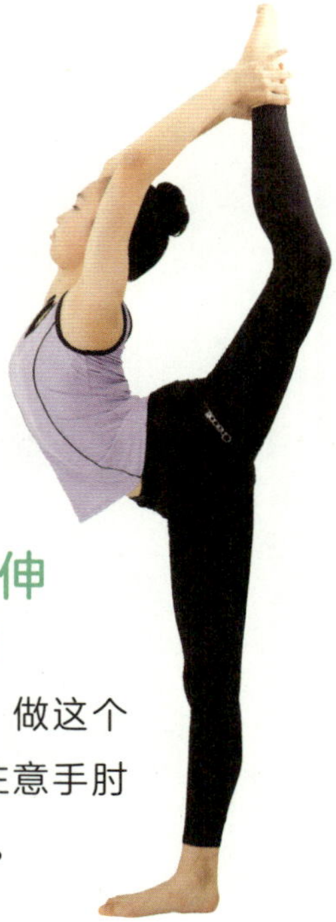

3

慢慢向上拉伸手肘和膝盖

向上拉伸膝盖。做这个动作的时候，注意手肘和膝盖保持平衡。

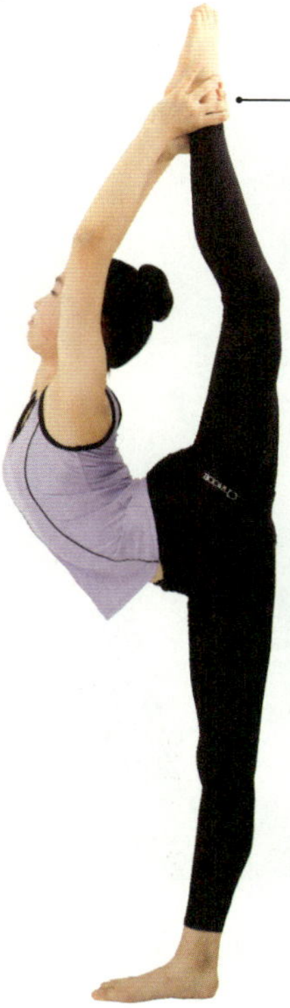

最后，双手握脚尖的位置与膝盖几乎在同一直线上。

4

继续拉伸膝盖，让它和大腿在一条直线上

继续拉伸膝盖。等到手握脚尖的位置和膝盖在同一直线上时，就代表膝盖已经完全伸直。标准的贝尔曼也就完成了。

后记

体验过极速拉伸后，大家感觉如何呢？

希望身体僵硬、不擅长运动或不懂得如何拉伸的朋友们，在坚持使用本书介绍的拉伸方法后，能体会到活动身体的乐趣。也希望从事啦啦操、艺术体操等对柔韧性要求很高的运动项目的朋友们，能做出更加柔美的动作。

请大家一定要坚持练习。也请各位家长多和我分享一些孩子身体柔韧性提高之后，掌握新体式的喜悦。

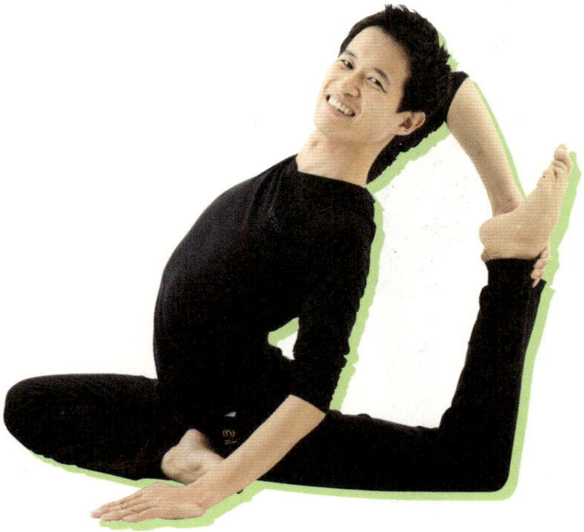

我大学毕业后，在其

他行业摸爬滚打了10年，工作内容和现在完全不一样。

现在，我作为柔美伸展运动教练，经常在课上展示搬旁腿、贝尔曼等动作。但以前，我并不是很擅长运动。而且身体非常僵硬，甚至做前屈式时，连手指都碰不到地面，是个不折不扣的“超合金人”。

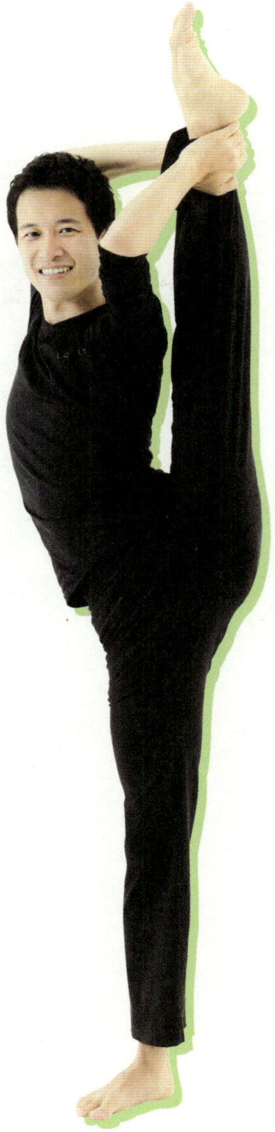

在近30岁的时候，我开始学习花样滑冰。想提高花样滑冰的技术，就必须提高柔韧性。为此，除了拉伸，别无他法。

天性执着的我，开始全身心地进行拉伸练习。就这样坚持了几年后，超硬的身体终于渐渐变柔软了。

之后，我开始从事指导拉伸的工作，因为我想将自己的经验传授给更多的人，也想让那些希望自己的身体变柔软的人能实现自己的目标。

本书得以出版，有赖于众多人士的支

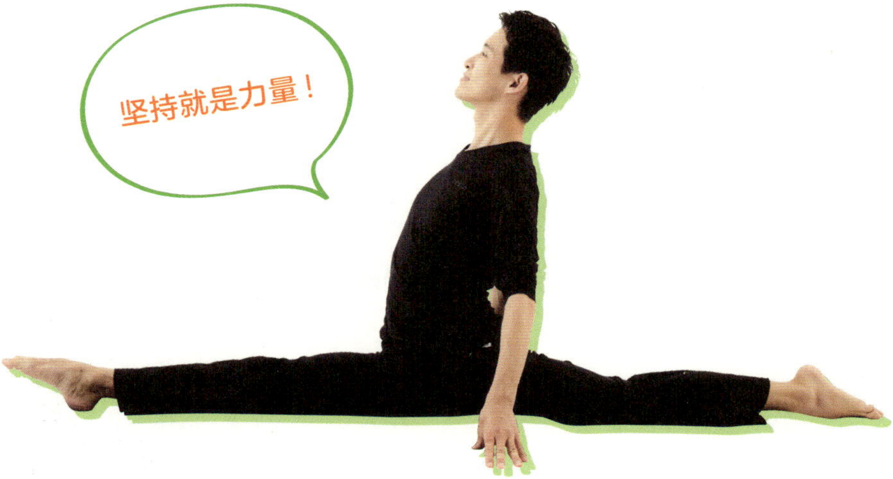

持和帮助。在此，我要由衷地感谢日本牧野出版社负责编辑的户田先生以及其他工作人员，还有本书的各位模特和体验者们。

最后，我衷心希望各位朋友能够能通过本书爱上拉伸，拥有更健康的身体、更优美的体态。

村山巧

图书在版编目（CIP）数据

儿童拉伸 / (日) 村山巧著 ; 吴梦迪译. -- 南昌 :
江西科学技术出版社, 2023.4
ISBN 978-7-5390-8517-3

Ⅰ. ①儿… Ⅱ. ①村… ②吴… Ⅲ. ①儿童—健身运
动—基本知识 Ⅳ. ①G883

中国国家版本馆CIP数据核字(2023)第006739号

国际互联网（Internet）地址：http://www.jxkjcbs.com
选题序号：KX2022037　　　　图书代码：B22875-101
版权登记号：14-2022-0043
责任编辑 魏栋伟
项目创意/设计制作 快读慢活
特约编辑 周晓晗 许小湾
纠错热线 010-84766347

儿童拉伸

(日) 村山巧 著
吴梦迪 译

出版发行 江西科学技术出版社
社　址 南昌市蓼洲街2号附1号 邮编 330009
　　　 电话:(0791) 86623491 86639342(传真)
印　刷 北京雅图新世纪印刷科技有限公司
经　销 各地新华书店
开　本 710mm × 1000mm 1/16
印　张 8.5
字　数 70千字
印　数 5000
版　次 2023年4月第1版
印　次 2023年4月第1次印刷
书　号 ISBN 978-7-5390-8517-3
定　价 65.00元

赣版权登字 -03-2023-42　　

快读·慢活®

从出生到少女，到女人，再到成为妈妈，养育下一代，女性在每一个重要时期都需要知识、勇气与独立思考的能力。

“快读·慢活®”致力于陪伴女性终身成长，帮助新一代中国女性成长为更好的自己。从生活到职场，从美容护肤、运动健康到婚姻、育儿、家庭教育等各个维度，为中国女性提供全方位的知识支持，让生活更有趣，让育儿更轻松，让家庭生活更美好。